Physiotherapie in der Thoraxchirurgie

Miriam Roth

Thomas Kiefer

Physiotherapie in der Thoraxchirurgie

Mit 62 Abbildungen

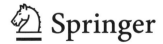 Springer

Miriam Roth
Physiotherapeutin
Lungenzentrum Bodensee
Klinikum Konstanz
Luisenstr. 7, 78464 Konstanz, Deutschland

Dr. med. Thomas Kiefer
Chefarzt der Klinik für Thoraxchirurgie
Lungenzentrum Bodensee
Klinikum Konstanz
Luisenstr. 7, 78464 Konstanz, Deutschland

ISBN 978-3-7091-1238-0   ISBN 978-3-7091-1239-7 (eBook)
DOI 10.1007/978-3-7091-1239-7

Springer Wien Heidelberg New York Dordrecht London

Die Deutsche Nationalbibliothek verzeichnet diese Publikation in der Deutschen Nationalbibliografie;
detaillierte bibliografische Daten sind im Internet über http://dnb.d-nb.de abrufbar.

Springer Medizin
© Springer-Verlag Wien 2013

Gedruckt auf säurefreiem und chlorfrei gebleichtem Papier

Springer Medizin ist Teil der Fachverlagsgruppe Springer Science+Business Media
www.springer.com

Geleitwort

Das Atmen ist unerlässlich; man kann nicht mehr als etwa eine Minute aufhören zu atmen ohne Konzequenzen. Es ist auch offenbar, dass der thoraxchirurgischer Eingriff die Lungenfunktion und das Atmen beinträchtigt. Darin liegt ein wichtiger Unterschied zu vielen anderen Bereichen der Chirurgie – man ist weniger auf die sofortige Funktion von den Muskeln und Knochen bei der Orthopädie z. B. oder der des Darms bei der abdominalen Chirurgie angewiesen. Nur bei der Herzchirurgie liegt eine ähnliche Situation vor.

Man kann natürlich mit beeinträchtigtem Atmen doch noch durchkommen, aber es führt oft zu weiteren Problemen, gerade in der postoperativen Phase in der Thoraxchirurgie. Durch die Anästhesie und die Behandlung des Lungenparenchyms wird wesentlich mehr Bronchialsekret erzeugt, aber der Hustenstoß ist wesentlich abgeschwächt. Entsteht eine Atelektase, wird es noch problematischer. Diese Situation kann leicht zu einer Pneumonie führen. Man muss an der richtigen Stelle eingreifen, um diese Kaskade zu verhindern.

Gerade in der Thoraxchirurgie ist die Notwendigkeit eines Teamworks besonders wichtig. Der Anästhesist, Chirurg, Physiotherapeut und Pulmonologe müssen zusammenarbeiten, um optimale Verhältnisse zu sichern und Komplikationen zu verhindern.

Es gibt viele Besonderheiten an diesem Buch – angefangen damit, dass sich bisher niemand mit dem Thema beschäftigt hat. Wichtiger aber ist das Verständnis, von Seiten der Wissenschaft wie auch von der Erfahrung, von den Zusammenhängen, die gerade den klinischen Verlauf von Patienten nach dem thoraxchirurgischen Eingriff bestimmen. Ganz besonders wichtig ist aber die Zusammenarbeit, die beim Patienten beginnt und sich auch ganz deutlich im Zusammenstellen dieses Buches wiederfindet.

Frank Detterbeck, MC, FACS, FCCP
Professor of Surgery (Section of Thoracic Surgery) Chief
Smilow Cancer Hospitals
Yale University
New Haven, CT, im August 2012

Vorwort von Miriam Roth

Beginne damit, das Nötige zu tun.
Dann tue das Mögliche
und plötzlich tust Du das Unmögliche.
(Franz von Assisi)

Warum braucht man in der Thoraxchirurgie die Physiotherapie? Warum ist Physiotherapie in der Thoraxchirurgie so wichtig? Diese Frage stellte ich mir vor über 10 Jahren, als ich den ersten Kontakt mit Dr. Thomas Kiefer hatte.

Ich begann ein Buch zu diesem Fachgebiet zu suchen, leider blieb diese Suche bis heute erfolglos. Als junge Physiotherapeutin war Atemtherapie für mich in der Pneumologie ein Begriff, aber schon in meiner Ausbildung hätte ich gerne mehr Informationen über Behandlungsmöglichkeiten an die Hand bekommen. Somit war mein Interesse geweckt. Atemtherapie und Mobilisation erschienen mir sehr logisch.

Alles Weitere, was in diesem Buch noch zur Sprache kommen wird, hat sich mir erst im Laufe der Zeit erschlossen und bei unzähligen OP-Besuchen und Gesprächen mit Dr. Kiefer für mich ergeben. Ich empfehle hier ausdrücklich jedem Physiotherapeuten, ob in der Pneumologie oder Thoraxchirurgie tätig, einen oder mehrere Besuche im OP. Erst dann versteht man die Nachbehandlung der Patienten richtig. Nach meinem ersten Besuch im OP saß ich stundenlang mit Anatomie- und Physiologiebüchern zu Hause und habe versucht zu begreifen, was hier wirklich geschieht.

In dieser ersten Auflage »Physiotherapie in der Thoraxchirurgie« sind alle meine damals aufgetauchten Fragen bzw. Interessen- und Wunschthemen (nicht zu vergessen die Radiologie) beschrieben, denn in meiner Ausbildung hatte ich sage und schreibe gerade mal 2 Seiten Aufschrieb zu diesem Thema gefunden.

Nun nach über 10 Jahren Physiotherapieerfahrung in der Thoraxchirurgie möchte ich aber auch ganz ehrlich sagen: Man lernt nie aus. Ich sehe über die Jahre hinweg immer wieder Neues oder spüre Neues. Aber gerade diese Herausforderungen machen den Arbeitstag interessant.

Bitte gehen Sie hin, schauen den Patienten ganz genau an, spüren Sie mit Ihren Händen und Ihrem Verstand und fangen Sie dann an zu therapieren.

Miriam Roth, Konstanz, im Herbst 2012

Vorwort von Dr. Thomas Kiefer

Schon seit langem bin ich der festen Überzeugung, dass gute und damit erfolgreiche Thoraxchirurgie, wie wir sie uns sicherlich alle wünschen letztendlich auf vier Säulen basiert:

1. Richtige Indikationsstellung
2. Handwerklich/technische sehr gute Ausführung der Operation
3. Suffiziente Schmerztherapie
4. Hochqualifizierte Atem- und Physiotherapie

In diesem Buch, das sich mit der Physiotherapie in der Thoraxchirurgie befasst, finden all diese Aspekte Erwähnung – sie dienen aber schlussendlich dem Ziel, die Atem- und Physiotherapie im Gesamtkonzept der Behandlung thoraxchirurgischer Patienten umfassend zu erklären und ihre überragende Bedeutung heraus zu stellen.

Unseres Wissens ist es das erste Buch überhaupt, das sich mit diesem Thema beschäftigt.

Auch ich bin schon oft (aber ausschließlich von Physiotherapeuten!) nach entsprechender Literatur gefragt worden und musste stets konstatieren, dass es sie nicht gibt. Deshalb haben wir uns entschlossen, diese Aufgabe anzugehen. Wir verstehen dieses Buch einerseits als Lehrbuch, das sich auch an Ärzte richtet(!), andererseits aber auch als den Beginn eines Austausches zwischen Atem- und Physiotherapeuten und Ärzten. Dieser Austausch soll das Ziel haben, die Ausbildung und das Wissen aller an der Behandlung unserer Patienten Beteiligter zu verbessern.

Hier liegt die erste Ausgabe eines völlig neuen Buches vor. Für Kritik und Anregungen sind wir sehr dankbar!

Dr. Thomas Kiefer, Konstanz, im Herbst 2012

Unser Dank geht an ...

Frau Dr. Christine Pomikal (Wien)
Die Damen und Herren vom Springer-Verlag in Wien und Heidelberg, die bei der Entstehung des Buches beteiligt waren
Frau Dr. Angelika Koggenhorst-Heilig (Leimen)
Herr Dr. Tobias Merten (München)
Herr Prof. Dr. Frank Detterbeck (New Haven, USA)
Herr Dr. Peter Ehrhardt (Konstanz)
Fotos: Herr Daniel Gorgels (www.taken-pictures.de, Konstanz)
Modell: Herr Carsten Gerlach (Neustadt/Weinstraße)
Räumlichkeiten: BodenseeBildungsZentrum (Konstanz)

Autorenverzeichnis

Miriam Roth
Physiotherapeutin
Lungenzentrum Bodensee
Klinikum Konstanz
Luisenstr. 7
78464 Konstanz
miriam.roth@klinikum-konstanz.de

Dr. med. Thomas Kiefer
Chefarzt der Klinik für Thoraxchirurgie
Lungenzentrum Bodensee
Klinikum Konstanz
Luisenstr. 7
78464 Konstanz
thomas.kiefer@klinikum-konstanz.de

Dr. med. Peter Ehrhardt
Chirurgische Klinik
Klinikum Konstanz
Luisenstr. 7
78464 Konstanz
peter.ehrhardt@web.de

Dr. med. Tobias Merten
Oberarzt, Zentrum für Radiologie und Nuklearmedizin
Klinikum Dritter Orden München-Nymphenburg
Menzingerstr. 44
80638 München
tobias.merten@dritter-orden.de

Inhaltsverzeichnis

Medizinische Grundlagen

P. Ehrhardt, T. Kiefer, T. Merten

1

1.1 Anatomie des Thorax

P. Ehrhardt

1.1.1 Einleitung

Der Brustkorb (Thorax) schützt die darin lie-genden Organe und vermittelt über den Schul-tergürtel die Verbindung zur oberen Extremi-tät. Durch seine Beweglichkeit vermittelt er die Funktion der Atemorgane. Es gilt hier, einen gasförmigen Inhalt im Volumen zu variieren. Bei der Inspiration wird das intrathorakale Vo-lumen vergrößert, bei der Exspiration verrin-gert. Somit wird im Brustkorb ein Unterdruck bzw. Überdruck erzeugt, da bei Gasen das Pro-dukt von Druck und Volumen konstant bleibt (Gesetz von Boyle-Mariotte).

Daher ist der Thorax als Käfig mit verstell-baren Stäben gebaut. Der Raum zwischen den Käfigstäben entspricht dem Interkostalraum. Er muss luftdicht verschlossen und gleichzeitig druckstabil sein.

1.1.2 Aufbau und knöcherne Begrenzung

Die vordere Thoraxwand wird durch das Brust-bein (Sternum) und die Knorpel der Rippen 1–10 gebildet, die hintere Begrenzung besteht aus den 12 Brustwirbeln und den dorsalen An-teilen der 12 Rippenpaare. Nach lateral hin wird der Brustkorb durch die Rippenkörper der Rip-pen 1–12 begrenzt.

Die obere Thoraxöffnung (Thoraxapertur) bildet mit den hier verlaufenden Gefäß-Ner-ven-Straßen, Ösophagus und Trachea eine of-fene Begrenzung. Die untere Thoraxöffnung wird durch das Zwerchfell (Diaphragma) ver-schlossen, welches durch den Unterdruck im Pleuraspalt kuppelartig nach kranial gesaugt wird.

Der Raum zwischen den benachbarten Rip-pen (Interkostalraum) wird durch Bänder und Muskeln verfestigt, was ein Einsinken während der Inspiration verhindert.

1.1.3 Knöcherne Bestandteile und Gelenkverbindungen

Das Brustbein (Sternum) besteht aus dem Manu-brium, dem Korpus, sowie dem nach unten spitz auslaufenden Schwertfortsatz, Processus xiphoi-deus. Am Manubrium liegen seitlich die Gelenk-verbindungen zu den beiden Schlüsselbeinen, sowie die Knorpelverbindung zur 1. Rippe (Syn-chondrose). Die 2.–7. Rippen artikulieren dann seitlich am Brustbeinkörper (Corpus sterni). Der Schwertfortsatz trägt keine Rippen (◘ Abb. 1.1).

Die Rippen werden unterteilt in echte Rip-pen (Costae 1–7) mit gelenkiger Verbindung zum Sternum, falsche Rippen (Costae 8–10) mit knorpeliger Verbindung zum Rippenbogen (Arcus costalis) und fliehende Rippen (Costae 11–12) mit freien Endungen. Der Rippenkopf (Caput costae) liegt gelenkig den Wirbelkörpern seitlich an, eine zweite Gelenkverbindung zu den Querfortsätzen der Wirbelkörper besteht am Rippenhöcker (Tuberculum costae). Dazwischen liegt der Rippenhals, in dessen Längsrichtung die Bewegungsachse der Rippen verläuft. Nach dem Rippenhals setzt sich die Rippe im Rippen-körper (Collum costae) fort, um schließlich im Rippenwinkel (Angulus costae) nach vorne um-zubiegen. Nach vorne hin gehen alle knöchernen Rippen in den Rippenknorpel über, der die elas-tische Verbindung zum Brustbein herstellt.

Somit bewegen sich die Rippen bei der In-spiration um die Bewegungsachse entlang des Rippenhalses nach oben bzw. bei der Exspira-tion nach unten und vergrößern oder verklei-nern so den Inhalt des Thorax (◘ Abb. 1.2). Die Beweglichkeit des Brustkorbs wird also durch die Wirbel-Rippen-Gelenke und die Elastizität des vorderen, knorpeligen Anteils gewährleistet.

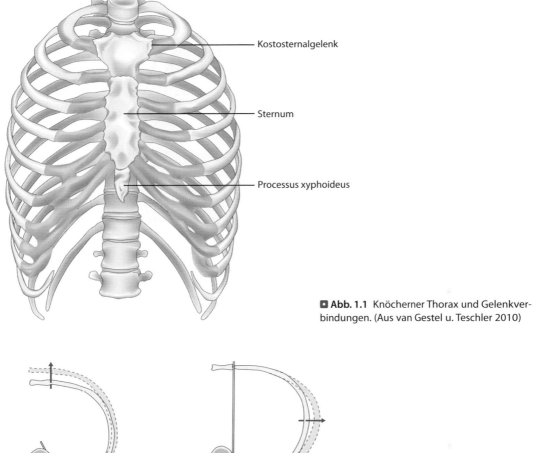

● **Abb. 1.1** Knöcherner Thorax und Gelenkverbindungen. (Aus van Gestel u. Teschler 2010)

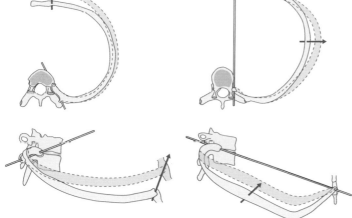

● **Abb. 1.2** Bewegungsachse der Rippen bei Inspiration und Exspiration. (Aus van Gestel u. Teschler 2010)

1.1.4 Muskulatur des Thorax und Atemmuskeln

Von oben her wird der Brustkorb von den 3 treppenartig angeordneten Mm. scaleni gehalten, den Zwischenrippenmuskeln des Halses. Ursprung sind die Querfortsätze der Halswirbelkörper (HWK) 1–7, Ansatz die 1. und 2. Rippe. Funktion ist die Ventralflexion der Halswirbelsäule (HWS), sowie die Hebung der Rippen bei der Inspiration.

Zwischen den Rippen verlaufen in zwei Schichten kurze Muskelzüge in unterschiedli-

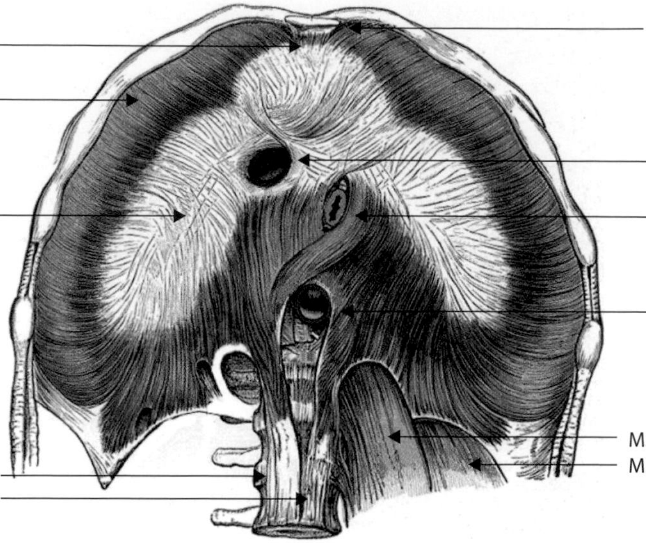

Pars sternalis

Pars costalis

Centrum tendineum

Crus mediale dextrum
Crus mediale sinistrum

Sternum/Proc.
xiphoideus

V. cava inferior

Ösophagus mit
Vagusästen

Aorta

M. psoas major
M. quadratus lumborum

◘ Abb. 1.3 Zwerchfell. (Aus van Gestel u. Teschler 2010)

cher Ausrichtung, die Zwischenrippenmuskeln. Oberflächlich liegen die Mm. intercostales externi, die von seitlich oben nach mittig unten verlaufen. Ursprung ist der Rippenunterrand und der Ansatz liegt am oberen Rand der nächsttieferen Rippe. Die tiefer liegenden Mm. intercostales interni ziehen von mittig oben nach seitlich unten, haben ihren Ursprung am Rippenoberrand und ihren Ansatz am unteren Rand der nächsthöheren Rippe. Beide Muskelgruppen verspannen den Thorax und dichten den »Käfig« ab. Die äußeren Zwischenrippenmuskeln heben den Brustkorb (Inspiration), die inneren senken die Rippen (verstärkte Exspiration).

Die untere muskuläre Begrenzung des Brustkorbes bildet das Zwerchfell (Diaphragma), das seinen Ursprung entlang der unteren Thoraxapertur, sowie an den Lendenwirbelkörpern (LWK) 1–4 nimmt. Durch den Zug der elastischen Fasern der Lunge, der sich über den Pleuraspalt auf das Zwerchfell überträgt, wird es kranialwärts hochgezogen, wobei die rechte Zwerchfellkuppel höher steht als die linke. Die Höhe der Zwerchfellkuppeln, der sog. Zwerchfellstand, unterliegt bei der Atmung Schwankungen von 6–7 cm. Durch Muskelkontraktion flacht sich die Zwerchfellkuppel ab und erweitert so das Thoraxvolumen nach unten hin (◘ Abb. 1.3).

Neben diesen primären Atemmuskeln kommen bei der verstärkten Atmung auch die Atemhilfsmuskeln (auxiliäre Atemmuskeln) zum Einsatz, die in ◘ Tab. 1.1 mit ihrer Funktion zusammengefasst sind.

1.1.5 Atemmechanik

Die Mechanik der Atmung ist das Zusammenwirken aller Teile des Bewegungsapparates und aller Kräfte, die an der Inspiration und der Exspiration beteiligt sind. Es gibt zwei grundsätzliche Mechanismen:

Zwerchfellatmung/Bauchatmung durch die Kolbenbewegung des Zwerchfells (◘ Abb. 1.4)

Rippenatmung/Brustatmung durch die Drehbewegung der Rippen um ihre Bewegungsachse

	Muskel	Funktion
Inspiration	M. sternocleidomastoideus	Zieht Sternum und Klavikula kopfwärts
	M. serratus posterior superior	Hebt die Rippen 2–5
	M. pectoralis minor	Hebt Rippen 3–5 bei fixiertem Schultergürtel
	M. pectoralis major	Hebt den Brustkorb bei festgestelltem Arm
Exspiration	Schräge Bauchmuskeln	Gegenspieler des Zwerchfells, senken die Rippen
	M. latissimus dorsi	Aktivierung der Rippenzacken, Senken der Rippen

◘ **Tab. 1.1** Atemhilfsmuskeln

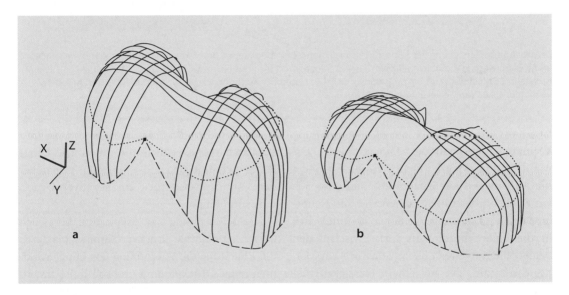

◘ **Abb. 1.4a,b** 3D-Rekonstruktion der Zwerchfellkuppeln in verschiedenen Inspirationsvolumina; **a** in FRC (funktionelle Residualkapazität), **b** in TLC (totale Lungenkapazität). (Aus van Gestel u. Teschler 2010)

Ist einer der beiden Mechanismen eingeschränkt, kann der andere im Vordergrund stehen. So ist eine Beeinträchtigung des Zwerchfells z. B. durch Organvergrößerungen (Milz, Leber), Schwangerschaft, Aszites oder Pleuraerguss denkbar. Eine Beeinträchtigung der Thoraxwandbewegung kann durch Rippenhochstand (Säuglinge), Fassthorax (Lungenemphysem) oder fixierten Steilstand der Rippen (alter Mensch) bedingt sein.

❯ **Bei ruhiger Atemlage ist die Bauchatmung vorherrschend, die weniger Energie verbraucht als die Brustatmung, die das Eigengewicht des Thorax bewältigen muss.**

Voraussetzung für beide Mechanismen ist eine feste, aber gleitfähige Haftung der Lungen an den bewegten Flächen der beiden Pleurablätter. Durch diese Haftung muss die Lunge den

1

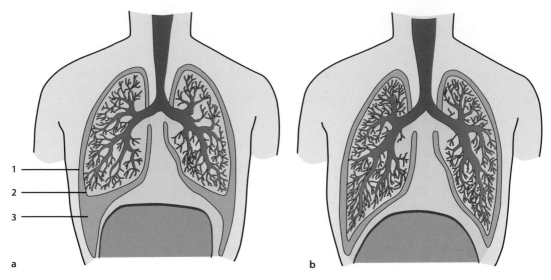

1
2
3

a   b

◨ Abb. 1.5a,b Darstellung der Appositionszone (Zapp). Zwischen Rippen und Zwerchfell befindet sich keine Lunge. In der Zapp werden die unteren Rippen nach lateral gedrückt (Appositionsdruck, *Pfeil* Papp). **a** Atemruhelage *1* Pleura parietalis, *2* Pleura visceralis, *3* Appositionszone. **b** Die Länge der Appositionszone L$_{Zapp}$ reduziert sich während der Inspiration. (Aus van Gestel u. Teschler 2010)

Volumenänderungen des Thorax folgen. Die wandständige Pleura (Pleura parietalis) bildet die Außenwand der Pleurahöhle und setzt sich am Lungenhilus, unterbrochen von den Hauptbronchien und Lungengefäßen, kontinuierlich in die Pleura pulmonalis fort. Zwischen den beiden Pleurablättern bleibt nur noch ein kleiner Spaltraum, der mit einem Flüssigkeitsfilm gefüllt ist. Da diese Flüssigkeit nicht dehnbar oder komprimierbar ist, muss die Lunge den Bewegungen des Brustkorbs folgen.

Im Bereich von Umschlagfalten liegen die Anteile der Pleura parietalis in Exspirationsstellung jeweils nah beieinander. Hier entfalten sich bei Inspiration mit Thorax- und Zwerchfellbewegung die Recessus (◨ Abb. 1.5). In diese Reserveräume gleitet das Lungengewebe bei der tiefen Inspiration hinein. Funktionell am wichtigsten ist der Rippen-Zwerchfell-Winkel (Recessus costodiaphragmaticus).

Bei der Inspiration kontrahieren sich Zwerchfell, Mm. intercostales externi und Mm. scaleni. Das Volumen des Thorax vergrößert

sich nach vorne, seitlich und unten. Die Lunge dehnt sich mit aus und es entsteht gegenüber dem Atmosphärendruck ein negativer Druck. Luft strömt ein.

Beim Übergang zur Exspiration herrschen kurze Zeit neutrale Druckverhältnisse, bis durch die Einleitung der Ausatmung das Lungenvolumen unter Druck kommt und somit der Innendruck höher ist als der Atmosphärendruck. Luft strömt aus. Die Exspiration erfolgt bei Ruheatmung passiv über den elastischen Zug des Lungengewebes und über die Schwerkraft des Thorax. Bei körperlicher Anstrengung kommen zusätzlich die Atemhilfsmuskeln (▶ Abschn. 1.1.4) zum Einsatz.

1.1.6 Lunge, Anatomie und Funktion

Im kleinen Lungenkreislauf strömt das Blut aus dem rechten Herzen durch die Kapillaren der Lunge. Hier findet der Gasaustausch statt, es wird Sauerstoff aufgenommen und Kohlendioxid an die Luft abgegeben. Dieser Austausch erfordert eine größtmögliche Näherung von Blut und Luftraum, um die Diffusionsstrecke gering zu halten. Außerdem sind eine möglichst große Austauschfläche und ein ständiger Luftstrom nötig. Diese dauernde Belüftung wird durch die Atemmechanik gewährleistet.

Die Luft strömt zunächst über die oberen Atemwege (Nase, Nasennebenhöhlen, Rachen) ein, der Kehlkopf bildet als in den Luftstrom eingebettetes Stimmorgan den Übergang zu den unteren Atemwegen. Die Luftröhre (Trachea) ist ein biegsames Rohr, das von 16–20 hufeisenförmigen Knorpelspangen verstärkt wird. Sie läuft vor der Speiseröhre im hinteren Mediastinum abwärts und teilt sich auf Höhe des 4. Brustwirbelkörpers (BWK) in 2 Hauptbronchien. Sie ist vom Flimmerepithel bedeckt, das durch die Bewegung der Flimmerhaare einen ständigen Sekretstrom in Richtung Rachenraum ermöglicht.

Nach Eintritt in die Lunge teilen sich die Hauptbronchien 20- bis 30-mal dichotom weiter auf, dabei werden Durchmesser und Wanddicke verringert. Diese Verästelung wird als Bronchialbaum bezeichnet (◼ Abb. 1.6).

Die kleinsten Äste des Bronchialbaumes (Bronchioli) weisen in ihrer Wandung nur noch Reste von Flimmerepithel und glatte Muskulatur auf, somit können sie durch Muskelkontraktion verengt werden (Bronchokonstriktion). Diese Muskelzellen unterliegen der Steuerung des vegetativen Nervensystems. Am Ende der Bronchiolen finden sich die Bronchioli respiratorii, an denen die blind endenden Lungenbläschen (Alveolen) hängen. Hiervon besitzt die Lunge etwa 300 Mio. mit einem Durchmesser von 250 μm. Dadurch ergibt sich eine alveoläre Oberfläche von 55–70m^2. Die flachen Epithelzellen der Kapillaren werden von den Kapillarnetzen des Lungenkreislaufs umflossen, der Diffusionsweg für Gase beträgt nur 0,5 μm (◼ Abb. 1.7).

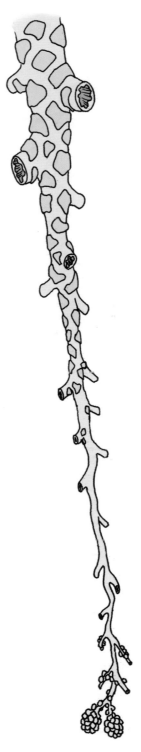

◼ **Abb. 1.6** Gliederung des Bronchialbaums. (Aus Rutte u. Sturm 2010)

1

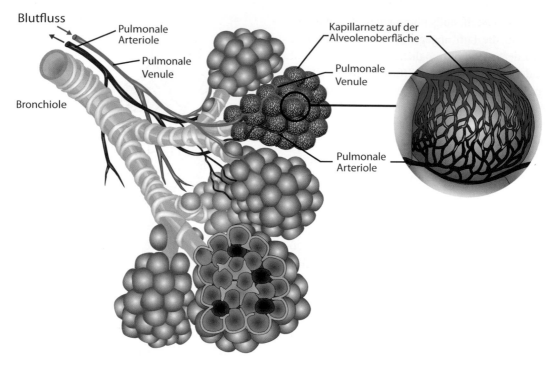

Blutfluss

Pulmonale Arteriole

Pulmonale Venule

Bronchiole

Kapillarnetz auf der Alveolenoberfläche

Pulmonale Venule

Pulmonale Arteriole

◘ **Abb. 1.7** Ventilation und Perfusion (»blood flow«) der Alveolen. (Aus van Gestel u. Teschler 2010)

1.2 Lungenfunktionsprüfung

T. Kiefer

Die Beurteilung der funktionellen Operabilität spielt in der Thoraxchirurgie eine herausragende Rolle. Mit Hilfe der verschiedenen Funktionstests kann sehr genau geklärt werden, ob eine thoraxchirurgische Intervention grundsätzlich möglich ist und welches Resektionsausmaß dem jeweiligen Patienten zugemutet werden kann. Dabei muss immer in Betracht gezogen werden, dass die Normwerte für alle Parameter von Alter, Körpergröße und -gewicht sowie dem Geschlecht abhängen.

▪ Lungenfunktionelle Untersuchungen
Spirometrie. Bei der Spirometrie wird das Lungen- und Atemvolumen gemessen und aufgezeichnet.

Spiroergometrie. Hierbei erfolgt die Atemgasmessung unter Belastung (Fahrradergometer oder Laufband). Mit dieser Methode können die Ausdauerleistungsfähigkeit, die Leistungsfähigkeit des kardiopulmonalen Systems, aber auch der Energiestoffwechsels gemessen und beurteilt werden.

Bodyphlethysmografie. Mit dieser Methode können neben den mit der Spirometrie erfassbaren Parametern auch Atemwegswiderstände, das Residualvolumen und die totale Lungenkapazität mit der Helium-Methode genauer gemessen werden.

Diffusionskapazität. Die Diffusionskapazität gibt Auskunft über die Fähigkeit der Lunge zum Gasaustausch, d. h. wie gut die Lunge Sauerstoff aufnehmen und CO_2 abgeben kann. Es ist aber auch zusätzlich eine Aussage bezüglich einer möglichen pulmonalen Hypertonie, einer Herzinsuffizienz mit reduziertem Herzzeitvolumen mit eventueller Lungenstauung oder gar einer möglichen vorliegenden Anämie zu machen.

Blutgasanalyse. Die wichtigsten Messgrößen bei der Blutgasanalyse (BGA) sind: Sauerstoffpartialdruck und CO_2-Partialdruck. Die BGA kann arteriell – z. B. durch Punktion der A. radialis – oder kapillär (aus dem Ohrläppchen) erfolgen, wobei die kapilläre BGA evtl. durch Beimischung von venösem Blut weniger präzise sein kann (und damit eine maximale Abweichung der Messergebnisse von 2–4 % vorliegen könnte). Bei guter Hyperämisierung des Ohrläppchens ist die kapilläre BGA jedoch in aller Regel für alle relevanten Fragestellungen ausreichend genau und für den Patienten weniger belastend als die Punktion der A. radialis.

Treppentest. Nicht selten findet sich die Situation, dass ein Risikopatient in allen apparativen Untersuchungen grenzwertige Ergebnisse zeigt und eine (Rest-)Unsicherheit besteht, ob und in welchem Ausmaß man dem Patienten eine OP zumuten kann. Um sich einen klinischen Eindruck über die (pulmonale) Leistungsfähigkeit zu verschaffen, ist der Treppentest ein geeignetes Mittel. Hierbei steigen Arzt (im Idealfall der potenzielle Operateur) und Patient Treppen. Gelingt es dem Patienten 3 Stockwerke ohne Unterbrechung zu erklimmen, so ist er auch für große Resektionen wie z. B. eine Pneumonektomie mit einer ausreichenden pulmonalen Reserve versehen.

1.3 Radiologie

T. Merten

1.3.1 Einleitung

Zu Beginn dieses Kapitel taucht sicherlich bei vielen Lesern die Frage auf, warum sich ein Physiotherapeut mit der Radiologie beschäftigen

sollte. Auch wenn die Befundung von Röntgenaufnahmen grundsätzlich eine ärztliche Tätigkeit darstellt, halten wir doch Grundkenntnisse über die Durchführung von Röntgenaufnahmen und deren Bewertung für Physiotherapeuten für wichtig. Es wird sich immer wieder die Situation einstellen, dass man als Physiotherapeut zwar das Röntgenbild zur Verfügung hat – in den Zeiten digitaler Bildarchive meist auf jeden Rechner einer Klinik – aber der zuständige Arzt gerade nicht greifbar ist. Da eine Röntgenaufnahme des Thorax viele wichtige Informationen für die suffiziente Behandlung eines thoraxchirurgischen Patienten erbringen kann, wollen wir hier einige Grundlagen dieses Themas abhandeln.

Zudem sind innerhalb der zunehmend interdisziplinären Therapiekonzepte zumindest Grundkenntnisse auf den Fachgebieten der beteiligten Kollegen für jeden Behandler von Vorteil. Als Physiotherapeut freut man sich ja schließlich auch, wenn Mitarbeiter aus der Pflege und aus dem ärztlichen Dienst eine Vorstellung davon haben, welche Therapieziele bei einem Patienten wie und durch welche Maßnahmen erreicht werden können.

Dieses Kapitel ist absichtlich sehr kurz gehalten. Zum Ende des Buches werden einige Lehrbücher genannt, die bei zusätzlichem Interesse gut verständlich tiefere Einblicke geben.

1.3.2 Grundlagen

Unter Röntgen oder besser Röntgendiagnostik versteht man im Allgemeinen die Darstellung von gesundem und krankhaftem Gewebe des Körpers mittels Röntgenstrahlung. Die dabei applizierte Röntgenstrahlung durchdringt zum größten Teil den menschlichen Körper und dient auf der der Strahlenquelle abgewandten Seite des Körpers zur Bilderzeugung. Die früher hierfür verwendeten Röntgenfilme sind zunehmend durch sog. Speicherfolien bzw. Detektoren ersetzt worden, die ein digitales Bild erzeugen, welches dann mittels digitaler Archive unabhängig vom Ort der Erzeugung betrachtet werden kann.

Menschliches Gewebe – gesundes wie krankhaftes – absorbiert Strahlung in sehr unterschiedlicher Art und Weise, so dass letztlich ein Bild entsteht, auf welchem unterschiedliche Helligkeiten unterschiedliche Dichten repräsentieren. Auf Grund der historischen Entwicklung der Röntgenaufnahme sehen wir auch heute noch sog. »Negative« vor uns.

> Für Strahlung wenig durchlässige Gewebe – z. B. Knochen – erscheinen hell, für Strahlung gut durchlässige Gewebe – z. B. Lunge – erscheinen dunkel. Deswegen und durch die genau gegensätzliche Darstellung auf den früheren Durchleuchtungsschirmen werden auf einer Röntgenaufnahme dunkle Areale als Aufhellungen bezeichnet und entsprechend helle Areale als Verschattungen.

1.3.3 Computertomografie

Die Computertomografie basiert auf den gleichen physikalischen Prinzipien wie die konventionelle Röntgendiagnostik. Hierbei rotiert allerdings die Röntgenröhre als Strahlenquelle um den menschlichen Körper und auf der gegenüberliegenden Seite des Körpers folgt dieser Rotation eine Detektoranordnung. Auch auf einem CT-Bild kommen daher Gewebe mit höherer Dichte heller und Gewebe mit niedrigerer Dichte dunkler zur Darstellung. Da sich nicht alle Gewebe innerhalb der für das menschliche Auge gut zu unterscheidenden Graustufen abbilden lassen, werden bei der Darstellung von CT-Bildern stets sog. Fenster verwendet. Bei der Darstellung des Thorax sind hierbei das Weichteilfenster und das Lungenfenster von besonderer Bedeutung, da sich auf diese Weise die namensgebenden Gewebe besonders gut erkennen lassen.

1.3.4 Normales Röntgenbild des Thorax

Die Betrachtung eines Röntgenbildes sollte immer systematisch erfolgen und erfordert daher ein schrittweises Vorgehen. Nach einer kurzen Kontrolle der Qualität der Aufnahme werden

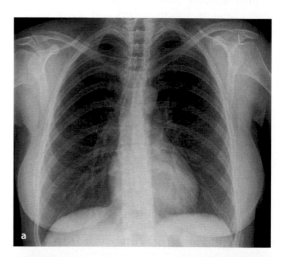

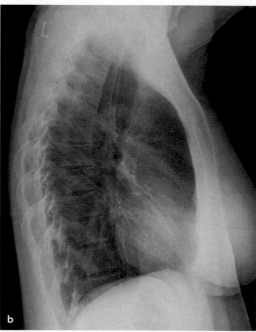

◻ **Abb. 1.8a,b** Normalbefund. Unauffällige Thoraxröntgenaufnahme einer jungen Frau mit normaler Darstellung der Thoraxorgane und ihrer Grenzen

daher systematisch alle Organe bzw. deren Grenzen abgearbeitet.

Kriterien für eine gute Röntgenaufnahme:
- Eine gute Aufnahme wird in vollständiger Inspiration durchgeführt – d. h. die Zwerchfelle sollten in Höhe der 10.–11. dorsalen Rippe stehen
- Die Aufnahme sollte zentriert sein – d. h. Gewebe mit gleicher Dichte erscheinen auf beiden Seiten der Aufnahme bzw. des Körpers gleich hell
- Der Patient ist korrekt positioniert – d. h. die Reihe der Dornfortsätze der BWS steht mittig zwischen den Sternoklavikulargelenken
- Die Lungen sind vollständig erfasst – d. h. die Recessus sind auf dem Bild vollständig abgebildet (◘ Abb. 1.8)

Anschließend erfolgt die systematische Betrachtung der Thoraxorgane und ihrer Grenzen.

> **Thoraxorgane und röntgenologisch darstellbare Grenzen**
> - **Herz:** Grenze zum Lungengewebe scharf abgrenzbar. Nicht größer als halber Gesamtdurchmesser des knöchernen Thorax in Höhe der Herzbasis
> - **Mediastinum:** Mittelständig und nicht verbreitert, d. h. auf der linken Seite vom typischen Aortenschatten begrenzt, auf der rechten Seite von Herzschatten und Schatten der V. cava superior. Keine mediastinalen Luftansammlungen (Pneumomediastinum)
> - **Hilusstrukturen:** Hilusstrukturen normal geformt
> - **Lungengewebe:** Seitengleiche Strahlentransparenz ohne fokale oder zonale Transparenzminderungen oder -erhöhungen, Gefäße scharf abgrenzbar
> - **Pleuraraum:** Lunge allseits der Thoraxwand anliegend. Keine pleuralen Flüssigkeits- (Ergüsse) oder Luftansammlungen (Pneumothorax)
> - **Zwerchfelle:** Grenze zum Lungengewebe scharf abgrenzbar und die Randwinkel (Recessus) frei einsehbar. Rechtes Zwerchfell geringfügig höher stehend als das linke
> - **Knöcherner Thorax:** Rippenabstände seitengleich. Keine Frakturen
> - **Weichteile:** Seitengleiche Strahlentransparenz. Fremdkörper (Drainagen) oder Luftansammlungen (Thoraxwandemphysem) erkennbar?

1.3.5 Postoperatives Röntgenbild des Thorax

Das Erste, was sicherlich bei der Betrachtung einer jeden postoperativen Aufnahme auffällt, ist das Fremdmaterial, welches auf einer »normalen« Aufnahme nicht zu sehen ist. Hierbei handelt es sich typischerweise um einen zentralvenösen Katheter und nach Eingriffen an der Lunge zumeist um mindestens eine Thoraxdrainage. Sollte der Patient noch intubiert sein, sind natürlich auch der Endotrachealtubus und häufig auch eine Magensonde erkennbar. Je nach üblichem Standard der Klinik sind oft auch EKG-Elektroden und die dazu gehörigen Kabel abgebildet.

Innerhalb dieses Gewirrs ist das Erkennen der typischen postoperativen Veränderung sicherlich erschwert, weshalb man sich zunächst einmal klar werden sollte, welche Strukturen zu welchem Schlauch bzw. Kabel gehören. Anschließend fällt es meist deutlich leichter, zwischen den normalen postoperativen Veränderungen und einer etwaigen Pathologie zu unterscheiden.

1

Das Zweite, was auf der postoperativen Aufnahme zumeist sofort auffällt, ist das Herz. Dieses erscheint gegenüber den Voraufnahmen oft größer. Hierbei handelt es sich jedoch nicht zwingend um eine wirkliche Änderung der Größe des Organs, sondern die Größenänderung kann auch durch die veränderte Aufnahmetechnik bedingt sein.

> ❯ Im Gegensatz zur standardmäßig durchgeführten p.-a.-Aufnahme ist das Herz bei der postoperativ im Liegen durchgeführten Aufnahme relativ weit vom Film bzw. der Speicherfolie entfernt und unterliegt damit einer technisch bedingten, scheinbaren Vergrößerung.

Bei der weiteren systematischen Betrachtung der Aufnahme ist es nun erforderlich, über die Art des durchgeführten Eingriffs informiert zu sein. Nach der vollständigen Entfernung eines Lungenflügels (Pneumonektomie) ist ein postoperativer Pneumothorax auf der operierten Seite zunächst völlig normal und kein Grund zur Sorge. Der gleiche Befund ist jedoch nach einer Pleurektomie (Entfernung des Rippen- bzw. Lungenfells) oder nach kleineren Resektionen an der Lunge ohne großen Substanzverlust pathologisch und auch je nach Ausprägung besorgniserregend oder gar für den Patienten bedrohlich. Darüber zu entscheiden, wie das Ausmaß der jeweiligen Veränderungen zu bewerten ist, bleibt natürlich letztlich die Aufgabe des Arztes. Aber jeder an der Behandlung des frisch operierten Patienten Beteiligte kann und sollte ein gewisses Maß an Interpretationsfähigkeit für die zur Verfügung stehenden Aufnahmen haben. Im Normalfall ermöglicht dies dem Physiotherapeuten, die Behandlung optimal durchzuführen. Im Extremfall kann aber auch das geschulte Auge eines jeden nichtärztlichen Behandlers eine relevante Pathologie zuerst erkennen und den Patienten vor Schlimmerem bewahren.

1.3.6 Ausgewählte Pathologien im Einzelnen

Pneumothorax

Von einem Pneumothorax spricht man bei einem Eindringen von Luft in den Raum zwischen den beiden Pleurablättern. Dieses bewirkt in Abhängigkeit von der Menge der im Pleuraraum enthaltenen Luft eine Verdrängung bzw. einen Kollaps der Lunge der betroffenen Seite. Im Extremfall (Spannungspneumothorax) kann es auch zu einer Verlagerung der Organe bzw. Gefäße des Mediastinums kommen, welche für den betroffenen Patienten zu einer lebensbedrohlichen Situation führt.

▪ Röntgenzeichen des Pneumothorax

Ein deutlich sichtbares Zeichen eines Pneumothorax ist der Kollaps der Lunge der betroffenen Seite. Die Pleura visceralis dieser Lunge wird dann als feine Linie sichtbar. Ein weiteres Zeichen eines Pneumothorax ist die lokale bzw. zonale Transparenzerhöhung/Aufhellung. Hierbei ist immer auch die Lage des Patienten zu bedenken. Bei Aufnahmen im Stehen wird sich die Luft üblicherweise an der Spitze des betroffenen Hemithorax sammeln. Sollte der Patient zusätzlich einen Pleuraerguss haben kommt es auch oft zur Ausbildung eines **Luft-Flüssigkeits-Spiegels**, der als zusätzliches und sicheres Zeichen des Pneumothorax gilt. Bei Aufnahmen im Liegen wird sich die Luft dagegen am jetzt höchsten Punkt des Thorax sammeln. Dieser ist im Liegen entweder neben dem Mediastinum oder ganz basal in Höhe des Zwerchfells zu finden. Für ungeübte Betrachter ist daher ein Pneumothorax im Liegen deutlich schwerer zu erkennen.

Beim Spannungspneumothorax, der Extremform des Pneumothorax, zeigt sich zusätzlich zu den oben genannten Zeichen eine Verlagerung des Mediastinums zur gesunden Seite (◨ Abb. 1.9).

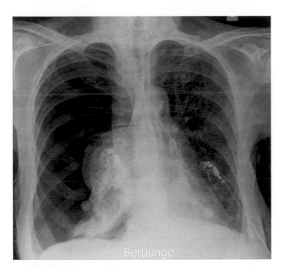

Bettlunge

◘ Abb. 1.9 Pneumothorax rechts. Erhöhte Strahlentransparenz der rechten Seite und weitgehend kollabierte Lunge rechts. Beachte die beginnende Verlagerung der Trachea nach links als Zeichen des Spannungspneumothorax

Pleuraerguss/Pleuraprodukt

Der Begriff Pleuraprodukt ist deutlich besser dazu geeignet, eine sichtbare Ansammlung von Flüssigkeit im Pleuraspalt zu beschreiben als der Ausdruck Pleuraerguss. Auf der Röntgenaufnahme ist schließlich nicht erkennbar, ob es sich bei der Flüssigkeit um seröse, von der Pleura ausgeschwitzte Flüssigkeit handelt oder etwa um Blut oder gar Lymphe im Rahmen eines Hämatothorax oder Chylothorax. Der Zuwachs an Volumen durch ein Pleuraprodukt bewirkt einen sog. raumfordernden Effekt, d. h. das Mediastinum wird zur gesunden Seite verlagert.

Kleinere Mengen von pleuraler Flüssigkeit sind in den ersten postoperativen Aufnahmen schon fast als normal anzusehen, da ein operativer Eingriff an der Lunge oder dem Thorax im Allgemeinem oftmals mit einer pleuralen Reizung und dadurch bedingten Absonderung von Flüssigkeit durch die Pleurablätter einhergeht. Da sich das Alter der operierten Patienten ständig erhöht, sind auch Flüssigkeitsüberladungen im Rahmen der perioperativen Volumenbelastung des Patienten möglich. Diese führen dann ebenfalls in unterschiedlicher Ausprägung zu einem postoperativen Pleuraprodukt. Der raumfordernde Effekt eines postoperativen Pleuraprodukt ist stark abhängig von der zuvor durchgeführten Operation. So kann z. B. der Verlust an Lungenvolumen nach Lobektomie oder gar Pneumonektomie trotz eines deutlich sichtbaren Pleuraprodukts zu einer Verlagerung des Mediastinums zur operierten Seite führen.

■ Röntgenzeichen des Pleuraprodukts

Wichtig ist zunächst zu erwähnen, dass ein Pleuraprodukt in einer Röntgenaufnahme im Stehen erst ab ca. 250 ml erkennbar wird. Im Liegen sind sogar noch wesentlich größere Mengen erforderlich, um ein Pleuraprodukt sicher zu erkennen. Im Stehen erkennt man als Erstes den Verlust der Einsehbarkeit der Randwinkel/ Recessus. Da der dorsale Recessus tiefer gelegen ist als der seitliche, wird das Pleuraprodukt zunächst nur in der Seitaufnahme erkennbar. Als nächstes kommt es zu einem Verlust der Abgrenzbarkeit des Zwerchfells auf der betroffenen Seite. Bei weiter zunehmendem Pleuraprodukt kommt es dann zur Atelektase von Lungenabschnitten auf der Seite des Pleuraergusses (Röntgenzeichen der Atelektase s. unten). Ein großes Pleuraprodukt führt dann schließlich durch seinen raumfordernden Effekt zur Verlagerung von Herz und Mediastinum zur gesunden Seite. Im Liegen führt ein Pleuraprodukt zunächst zu einer flächigen Verschattung auf der betroffenen Seite, dann zu einem Verlust der Abgrenzbarkeit des Zwerchfells und schließlich wie im Stehen zur Atelektase bzw. zur Verlagerung des Mediastinums (◘ Abb. 1.10).

> **Auf einer Röntgenaufnahme ist allerdings nicht die Zusammensetzung des Pleuraprodukts – Transsudat, Exsudat, Eiter oder Blut – zu erkennen. Dies gelingt nur mit einer Punktion oder Drainageanlage.**

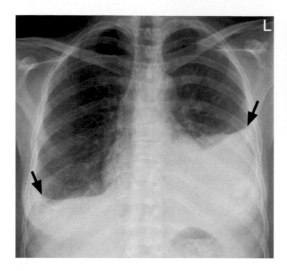

Abb. 1.10 Pleuraprodukt links mehr als rechts. Verlust der Einsehbarkeit der Randwinkel/Recessus mit flächiger Verschattung basal links mehr als rechts (*Pfeile*). Deutliche Minderbelüftung der basalen Lungenabschnitte links. Geringe Verlagerung der Trachea nach rechts durch den raumfordernden Effekt des größeren Pleuraprodukt links

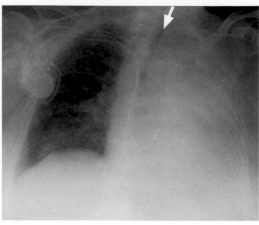

Abb. 1.11 Totalatelektase links. Flächige Verschattung des linken Hemithorax. Beachte die Verlagerung der Trachea (*Pfeil*) zur kranken Seite als Ausdruck des raumgebenden Effekts der Atelektase im Gegensatz zum Erguss

Atelektase

Von einer Atelektase spricht man, wenn Teile eines Lungenlappens nicht mehr belüftet sind und daher kollabieren. Die Gründe hierfür können sehr unterschiedlich sein. Ein einfacher und häufiger Grund ist das Auftreten eines Pleuraprodukts mit konsekutiver Kompressionsatelektase. Weitere häufige Gründe für eine Atelektase sind zentrale Raumforderungen oder Obstruktionen der Bronchien, z. B. durch Schleim. Durch den hierbei entstehenden Volumenverlust der betroffenen Lungenabschnitte entsteht ein sog. raumgebender Effekt, d. h. das Mediastinum wird zur betroffenen Seite verlagert.

■ Röntgenzeichen der Atelektase

Das Zeichen der Atelektase ist die Verschattung von Teilen der Lunge in Kombination mit dem raumgebenden Effekt der Atelektase (■ Abb. 1.11). Ein weiteres Zeichen der Atelektase ist der Verlust der Erkennbarkeit der Grenzen der Strukturen, die der Atelektase benach-

bart sind, d. h. von Herz, Mediastinum und Zwerchfell in Abhängigkeit von der Lokalisation der Atelektase.

Zwerchfellhochstand

Als Zwerchfellhochstand bezeichnet man die krankhafte Verlagerung eines Zwerchfells nach kranial, z. B. durch Lähmung des das Zwerchfell innervierenden N. phrenicus. Häufig zeigt sich ein Zwerchfellhochstand allerdings auch nach operativen Eingriffen am Thorax bzw. der Lunge. Hierbei ist er meist nicht durch eine Lähmung bedingt, sondern Ausdruck einer reflektorischen Minderbeweglichkeit des betroffenen Zwerchfells, z. B. durch Schmerzen oder Reizung durch eine Drainage.

■ Röntgenzeichen des Zwerchfellhochstand

Denkbar einfaches Zeichen des Zwerchfellhochstands ist die Verlagerung des betroffenen Zwerchfells nach kranial (■ Abb. 1.12). Zu beachten ist jedoch immer die Gesamtinspirationslage. Hat der Patient fast nicht eingeatmet, kann ein einseitiger Zwerchfellhochstand fast völlig maskiert werden.

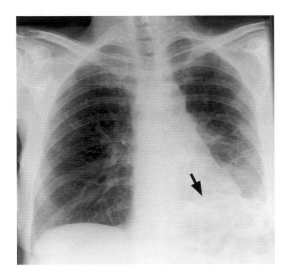

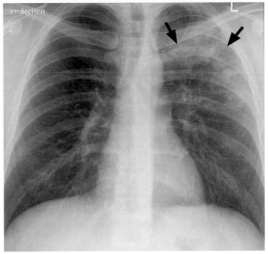

◘ **Abb. 1.12** Postoperativer Zwerchfellhochstand links. Patientin nach Unterlappenresektion links. Sichtbarer Hochstand des Zwerchfells links (*Pfeil*), insbesondere im Seitenvergleich. Eine Thoraxdrainage ist postoperativ noch sichtbar

◘ **Abb. 1.13** Oberlappenpneumonie links: Fleckige Transparenzminderung mit Schwerpunkt im linken Oberfeld. Beachte die gut sichtbaren Bronchien (*Pfeile*) im Sinne eines »positiven Air-Bronchogramms« und die schlechtere Abgrenzbarkeit der Gefäße und auch der Rippen

Infiltrat

Ein Infiltrat ist das radiologische Korrelat entzündlicher Veränderungen (z. B. einer Pneumonie) am Lungengewebe. Es kann sowohl einen ganzen Lappen – bei der Lobärpneumonie – als auch nur Teile eines Lappens – bei der Bronchopneumonie – betreffen.

▪ **Röntgenzeichen des Infiltrats**

Das Zeichen für ein Infiltrat ist die Verschattung von Teilen der Lungen. Infiltrate im Rahmen einer Pneumonie/Lungenentzündung zeigen häufig ein sog. positives Air-Bronchogramm. Hierbei stellen sich die Bronchien innerhalb der Verschattung (nach radiologischer Nomenklatur hell! s. oben) durch das Infiltrat weiterhin luftgefüllt, also dunkler dar (◘ Abb. 1.13). Zusätzlich zeigt sich bei Infiltraten ein Verlust der Abgrenzbarkeit benachbarter Strukturen, also z. B. der Zwerchfellgrenze oder der randbildenden Strukturen des Herzens bei Infiltraten in den Unterlappen.

Bronchialkarzinom

Zur Epidemiologie, Symptomatik, Diagnostik und Therapie des Bronchialkarzinom verweise ich auf das entsprechende Kapitel (► Kapitel 2.3).

▪ **Röntgenzeichen des Bronchialkarzinoms**

Das wichtigste Zeichen des Bronchialkarzinoms ist die Raumforderung. Diese äußert sich im Röntgenbild des Thorax als Verschattung, da das Gewebe des Bronchialkarzinoms dichter ist als das normale Lungengewebe. In der Computertomografie ist das typische Zeichen des Bronchialkarzinoms der Rundherd. Dieser kann sowohl zentral als auch peripher gelegen sein und zeigt häufig sternförmige Ausläufer in die Umgebung bzw. zur Pleura, die sog. Pleurafinger (◘ Abb. 1.14 und ◘ Abb. 1.15). Ein typisches Bronchialkarzinom zeigt in der Computertomografie zumindest eine gewisse Beziehung zu den Bronchien oder sogar einen zuführenden Bronchus.

Als sekundäre Zeichen des Bronchialkarzinoms finden sich häufig Atelektasen, ein

1

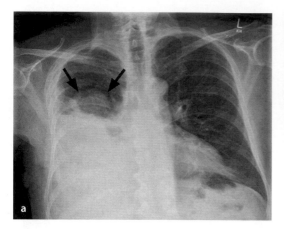

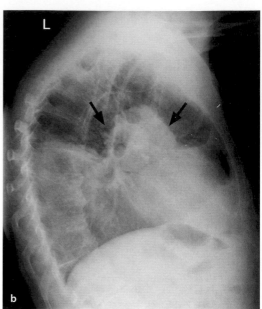

■ **Abb. 1.14a,b** Bronchialkarzinom rechts. Auf den gezeigten konventionellen Thoraxaufnahmen ist eine große rundliche Raumforderung (*Pfeile*) direkt oberhalb des rechten Hilus sichtbar. Die vollständige Verschattung der basalen Lungenabschnitte rechts ist durch den malignen Pleuraerguss rechts bei Befall der Pleura bedingt

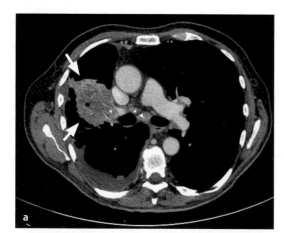

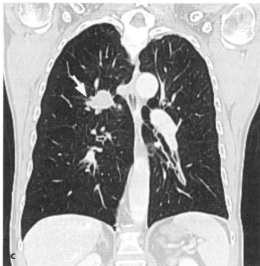

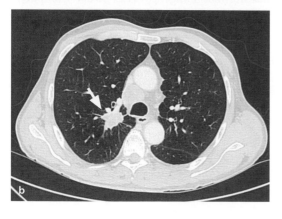

■ **Abb. 1.15a–c** Bronchialkarzinom rechts in der Computertomografie. Gleicher Patient wie auf den konventionellen Aufnahmen. Der große Erguss wurde vor der Computertomografie drainiert. **a** Deutlich sichtbar ist der große Rundherd im rechten Oberlappen (*Pfeile*). **b,c** Transversale und koronare Schicht aus der Computertomografie eines anderen Patienten jeweils im Lungenfester: Gut sichtbarer Rundherd (*Pfeile*) im rechten Oberlappen mit sternförmigen Ausläufern zur Pleura. Beachte das vorbestehende Emphysem mit den multiplen Bezirken verminderter Dichte (*dunkler!*)

Pleuraprodukt oder Infiltrate. Die jeweiligen Röntgenzeichen dieser Pathologien wurden bereits oben genannt.

Einen Sonderfall des Lungenkrebses stellt das bronchioloalveoläre Karzinom dar. Bei diesem Malignom der Lunge kleiden die Tumorzellen die Alveolarwände aus und führen so zu einem Erscheinungsbild, welches dem des Infiltrates ähnelt und die dementsprechenden Röntgenzeichen zeigt. Dieses gilt sowohl für das Thoraxröntgenbild als auch für die Computertomografie.

Thoraxchirurgie

T. Kiefer

2

2.1 Zugangswege und Lagerung

2.1.1 Einleitung

In diesem Kapitel werden die operativen Zugangswege besprochen. Zugleich wird die für den jeweiligen operativen Zugang erforderliche Lagerung dargestellt. Die korrekte Lagerung des Patienten auf dem OP-Tisch ist nicht nur von großer Bedeutung für das unmittelbare Gelingen der Operation, sondern kann auch den postoperativen Verlauf – positiv wie negativ – ganz wesentlich beeinflussen, da beispielsweise Schmerzen im Schulter-Arm-Gürtel durch eine korrekte Lagerung vermieden werden können.

Die minimalinvasive Thoraxchirurgie ist immer weiter auf dem Vormarsch. Man muss sich dabei vor Augen halten, dass die Operation – also das, was im Thorax geschieht – unabhängig vom Zugang die gleiche ist. Für den Physiotherapeuten bedeutet dies beispielsweise, dass eine Pleurektomie – obwohl sie mittels zweier kleiner Inzisionen von vielleicht nur 1 cm Länge erfolgte – durchaus erhebliche Schmerzen bereiten kann.

2.1.2 Thorakotomie

Unter einer Thorakotomie versteht man die Eröffnung des Brustkorbes durch einen entsprechend langen Schnitt und die Verwendung eines oder mehrerer Rippenspreizer. Welche Form der Thorakotomie verwendet wird, hängt neben der Lokalisation des Situs ganz wesentlich von der jeweiligen thoraxchirurgischen Schule ab, der der Operateur entstammt. Grundsätzlich gilt, dass mehr und mehr Thorakotomieformen bevorzugt werden, die das Weichteiltrauma und den Funktionsverlust minimieren.

▪ Anterolaterale Thorakotomie
Der Zugangsweg bei der lateralen Thorakotomie ist in ◘ Abb. 2.1 dargestellt.

Lagerung. Der Patient verbleibt nahezu in Rückenlage, der Oberkörper wird – z. B. durch ein großes Keilkissen – um ca. 45 Grad auf der zu operierenden Seite angehoben. Der Arm auf der OP-Seite wird in einer Schlaufe oder einer Beinschale bei 90°-Elevation und Abduktion im Schultergelenk fixiert (◘ Abb. 2.2a,b)

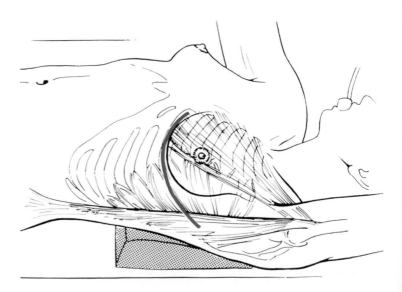

◘ Abb. 2.1 Zugangsweg bei der anterolateralen Thorakotomie. (Aus Heberer et al. 1991)

Vorteile

- Keine Seitenlagerung erforderlich. Für die Beatmung und Narkoseführung entfällt weitestgehend das Problem der untenliegenden Lunge
- Geringes Weichteiltrauma, wenig bis gar keine Brustwandmuskulatur wird durchtrennt, allenfalls der M. serratus anterior in Faserrichtung gespalten

Nachteile. Eingeschränkte Sicht auf den Lungenhilus, damit weniger gut geeignet für bronchoplastische Eingriffe.

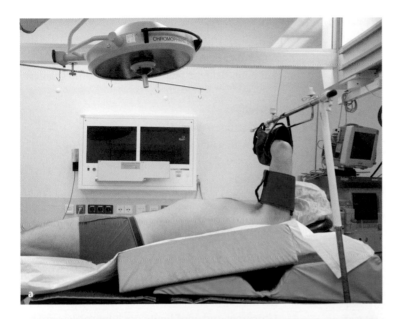

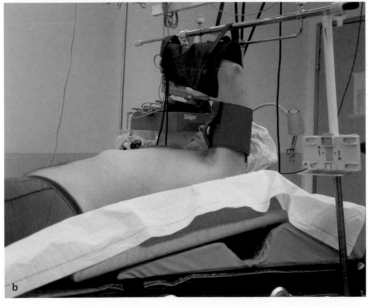

◘ **Abb. 2.2a,b** Lagerung bei der anterolateralen Thorakotomie

2

■ **Laterale Thorakotomie** (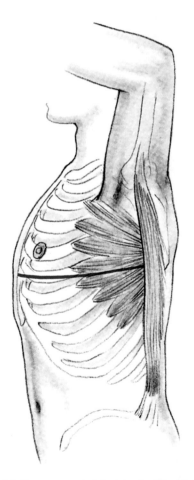 Abb. 2.3)

Lagerung. Strenge Seitenlagerung, der Arm der zu operierenden Seite wird entweder gepolstert in einer Schlaufe am sog. »Anästhesiebügel« fixiert oder – vom Autor favorisierte Lösung – auf einem Armbänkchen gelagert (■ Abb. 2.4a–c)

Vorteile
- Geringes Weichteiltrauma, damit geringer Funktionsverlust postoperativ und geringere Schmerzintensität
- Zeitbedarf für Thorakotomie und Thorakotomieverschluss gering
- Sehr gute Übersicht

■ **Abb. 2.3** Zugangsweg bei der lateralen Thorakotomie. (Aus Heberer et al. 1991)

Nachteile. Seitenlagerung mit ihren Problemen erforderlich: Bei der Seitenlagerung tritt das »Problem der untenliegenden Lunge« auf: Die beatmete Lunge liegt unten und ist der Schwerkraft ausgesetzt. Dies hat – negative – Einflüsse auf das Perfusions-Ventilations-Verhältnis und führt u. a. dazu, dass der Flüssigkeitsgehalt der untenliegenden Lunge höher als normal ist, was wiederum zu einer Gasaustauschstörung führt

■ **Axilläre Thorakotomie**

Lagerung. Strenge Seitenlagerung, der Arm wird auf einer Schiene oder in einer Schlaufe gelagert

Vorteile
- Geringes Weichteiltrauma
- Kosmetisch günstige Schnittführung

Nachteile
- Eingeschränkte Sicht auf die ventralen Anteile des Hilus
- Seitenlagerung

Die axilläre Thorakotomie war der klassische Zugangsweg für die operative Behandlung des Pneumothorax in der Ära vor der minimalinvasiven Chirurgie und wird heute noch beispielsweise bei der Resektion der ersten Rippen beim »thoracic outlet syndrom« verwendet (■ Abb. 2.5).

■ **Posterolaterale Thorakotomie**

Die posterolaterale Thorakotomie galt lange Zeit in den meisten Kliniken als der Goldstandard. In den vergangenen 15–20 Jahren jedoch wurde sie mehr und mehr zu Gunsten weniger traumatisierender Zugangswege verlassen (■ Abb. 2.6).

Lagerung. Strenge Seitenlagerung, der Arm der zu operierenden Seite wird auf einer Schiene oder in einer Schlaufe in 90° Abduktion gelagert.

Vorteile. Relativ großer Zugang, sehr gute Sicht insbesondere auf die posterioren Anteile des Lungenhilus.

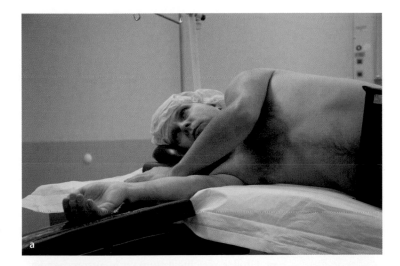

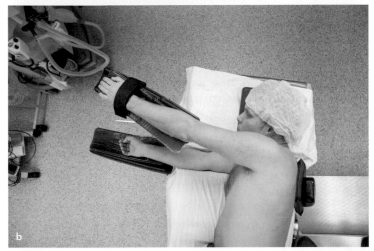

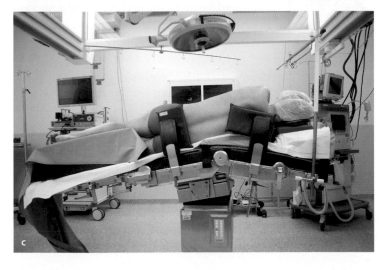

◼ **Abb. 2.4a–c** Lagerung bei lateraler Thorakotomie

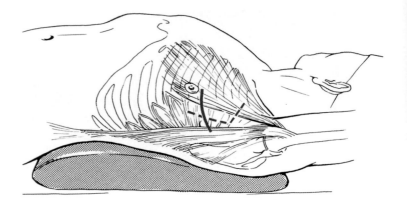

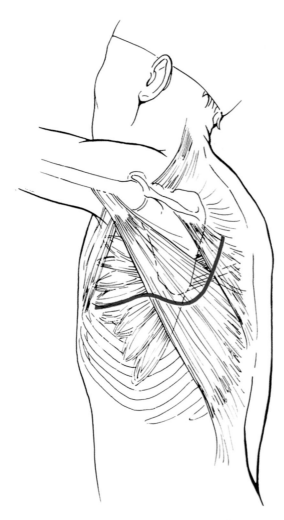

■ **Abb. 2.5** Zugangsweg bei axillärer Thorakotomie. (Aus Heberer et al. 1991)

Nachteile
— Großes Weichteiltrauma mit entsprechender Schmerzproblematik und Funktionsverlust hinsichtlich der Atemmechanik
— Gefahr der Serombildung
— Wenn nicht muskelschonend vorgegangen wird, wird der M. latissimus dorsi durchtrennt
— Thorakotomie und Verschluss sind zeitaufwendig

2.1.3 Clamshell

Bei der Clamshell-Thorakotomie handelt es sich um eine quere bilaterale Thorakotomie, die eine quere Sternotomie mit einschließt. Dieser Zugang wird heute kaum noch verwendet, er kam in erster Linie bei simultanen, bilateralen Metastasenresektionen zum Einsatz (■ Abb. 2.7).

Lagerung. Rückenlagerung, ggf. leichte Überstreckung in der BWS

Vorteile
— Bilateraler Zugang zu beiden Pleurahöhlen
— Mediastinum einsehbar

Nachteile
— Großes Zugangstrauma
— Hohe Schmerzintensität
— Schlechte funktionelle Ergebnisse

■ **Abb. 2.6** Zugangsweg bei der posterolateralen Thorakotomie. (Aus Heberer et al. 1991)

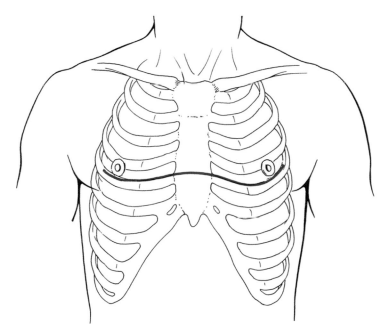

◘ **Abb. 2.7** Zugangsweg bei der Clamshell-Thorakotomie. (Aus Heberer et al. 1991)

2.1.4 Sternotomie

Die Sternotomie ist der klassische Zugangsweg in der Herzchirurgie (◘ Abb. 2.8). In der Thoraxchirurgie wird er heutzutage wesentlich seltener gebraucht. Indikationen sind große, nicht minimalinvasiv zu resezierende Mediastinaltumoren und selten die Lungenvolumenreduktionschirurgie sowie die simultane bilaterale Metastasenchirurgie.

Lagerung. Rückenlagerung, ggf. leichte Überstreckung in der BWS, ggf. schmales Längskissen zwischen den Schulterblättern (◘ Abb. 2.9).

Vorteile
- Bilateraler Zugang zu beiden Pleurahöhlen
- Mediastinum einsehbar
- Relative geringe Schmerzintensität

Nachteile
- Basale Lungenabschnitte, insbesondere links schlecht einsehbar
- Gefahr des instabilen Sternums

2.1.5 Minimalinvasive Thoraxchirurgie

Hier werden – auch im deutschen Sprachgebrauch – zahlreiche Synonyme verwandt:
- Thorakoskopic
- MIC = minimalinvasive Chirurgie
- VATS = Video Assisted Thoracic Surgery
- VAT = videoassistierte Thoraxchirurgie

Immer handelt es sich um die gleiche Vorgehensweise, die Spiegelung (=…skopie) des Brustkorbes. Selbstverständlich werden diese Eingriffe heutzutage ausschließlich mit Hilfe der Videotechnik durchgeführt.

■ **Definition**
Unter einem minimalinvasiven thoraxchirurgischen Eingriff versteht man eine Operation, bei der die Optik und die Instrumente über Inzisionen von 0,5–1,2 cm Länge eingebracht werden. Falls erforderlich werden sog. Hilfsinzisionen von ca. 5 cm Länge zur Bergung großer Präparate angelegt. In jedem Fall wird

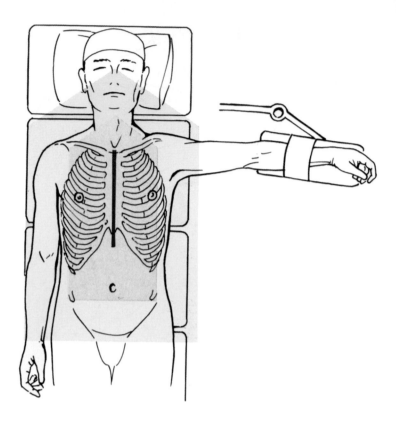

▣ Abb. 2.8 Zugangsweg bei der Sternotomie. (Aus Heberer et al. 1991)

auf den Einsatz von Rippenspreizern verzichtet. Der Unterschied zwischen einer Operation via Thorakotomie und via VATS bezieht sich ausschließlich auf die Art des Zuganges. Operativ werden – technisch modifiziert – exakt die gleichen präparatorischen und resezierenden Schritte unternommen.

> **Die Positionierung der Trokare ist von enormer Bedeutung für das Gelingen der Operation und erfolgt jeweils individuell angepasst den vorliegenden Erfordernissen des Situs und der durchzuführenden Operation.**

Lagerung. In den meisten Fällen erfolgt die strenge Seitenlagerung analog zur Thorakotomie (▣ Abb. 2.4a–c). Selten wird in Rückenlage operiert, wenn beispielsweise die Seitenlagerung

hämodynamisch nicht toleriert wird oder ein Eingriff bilateral ohne Umlagerung (z. B. thorakale Sympathektomie bei Hyperhidrose) erfolgen soll.

Vorteile
- Geringes Zugangstrauma, damit postoperative Vorteile bezüglich der Schmerzintensität und Funktionalität
- Vermeintlich bessere onkologische Ergebnisse dank des geringeren operativen Traumas
- Hervorragende Übersicht dank der Videotechnik

Nachteile
- Hoher technischer Aufwand
- Bei größeren Resektionen (Lobektomie) relativ hohe Kosten aufgrund der eingesetzten Einmalmaterialien

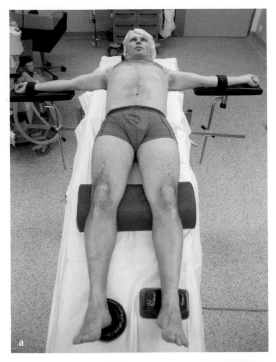

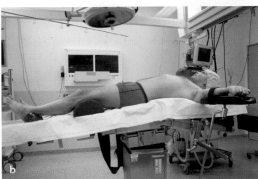

Abb. 2.9 Lagerung bei der Sternotomie

2.2 Operationen an der Lunge

2.2.1 Typische oder anatomische Lungenresektionen

■ **Definition**
Unter einer typischen Lungenresektion versteht man die Entfernung eines Lungenteils in definierten anatomischen Grenzen, man spricht deshalb bei einer typischen Resektion auch von einer anatomischen Lungenresektion.

Typische (anatomische) Lungenresektionen sind:
- Segmentresektion
- Lobektomie
- Bilobektomie
- Pneumonektomie

■ **Segmentresektion**
Die Resektion eines oder mehrerer Lungensegmente stellt – abgesehen von den broncho- und angioplastischen Verfahren – die technisch anspruchsvollste Resektionsform dar. Während die Lungenlappen zumindest angedeutet schon bei Betrachtung eine Trennung erkennen lassen, ist dies bei den Lungensegmenten in aller Regel nicht der Fall. Es erfordert neben einem profunden anatomischen Wissen reichlich operative Erfahrung, um aus einem Lungenlappen eines oder mehrere Lungensegmente anatomisch korrekt herauszulösen.

■ ■ **Indikation**
Neben gutartigen Erkrankungen wie Bronchiektasien, Lungenabszessen und Lungensequestrationen kommt die Lungensegmentresektion auch bei der operativen Behandlung des Bronchialkarzinoms zum Einsatz. Unbestritten ist die Indikation bei Patienten mit kleinen Tumoren (<2 cm im Durchmesser) und eingeschränkter pulmonaler Reserve, die eine Lobektomie nicht tolerieren würden.

Immer häufiger wird diskutiert, ob grundsätzlich bei kleinen Tumoren und entsprechend günstiger Lokalisation die Segmentresektion als parenchymsparende Resektionsform onkologisch ausreichend ist. Diese Debatte ist jedoch längst nicht abgeschlossen.

Formen der Lungensegmentresektion:
- Segment 1 und 2
- Segment 3
- Segmente 7–10
- Segment 6
- Lingula (Segmente 4 und 5)

■ Lobektomie

Die Entfernung eines Lungenlappens stellt die klassische Resektionsform beim Bronchialkarzinom dar. Jeder der 5 Lungenlappen kann einzeln entfernt werden. Der Parenchymverlust durch eine Lobektomie ist je nach Lappengröße mit 10–25 % des gesamten Lungenvolumens zu kalkulieren.

■ Bilobektomie

Die Entfernung von 2 Lungenlappen auf einer Seite ist nur auf der rechten Seite möglich. Technisch machbar sind die obere (Entfernung von Ober- und Mittellappen) sowie die untere (Entfernung von Mittel- und Unterlappen) Bilobektomie. Der Mittellappen alleine darf nicht belassen werden. Dieser Lappen ist viel zu klein, um den Thorax auszufüllen. Es käme zu einer lebensbedrohlichen Torquierung des verbliebenen Mittellappens.

Die Bilobektomie ist ein Eingriff, der bezüglich seiner perioperativen Morbidität und Mortalität fast vergleichbar mit der Pneumonektomie ist. Grund hierfür ist neben dem erheblichen Parenchymverlust auch die nicht selten auftretende Problematik der Resthöhle, da der verbleibende Unter- oder Oberlappen nicht in der Lage ist, den Hemithorax vollständig auszufüllen.

■■ Indikation

Indikationen für die Bilobektomie stellen das lappenüberschreitende Bronchialkarzinom oder der Tumorbefall im Bronchus dar. Letzteres kommt vor, wenn der Tumor nur das Parenchym eines Lappens befällt, jedoch zentral so weit aus dem Bronchus vorgewachsen, dass eine radikale Resektion nur dadurch ermöglicht wird, dass ein zweiter Lappen »geopfert« wird.

■ Pneumonektomie

Die Entfernung eines gesamten Lungenflügels – operativ/technisch eher einfach – ist der den Patienten am stärksten belastende Eingriff, bedingt durch den großen Lungenparenchymver-

lust und die möglicherweise auftretende Rechtsherzbelastung.

Die Pneumonektomie sollte nach Möglichkeit vermieden werden. Mit sog. parenchymschonenden Verfahren, wie Manschettenresektionen, wird immer versucht, die Pneumonektomie zu umgehen, ohne die onkologische Radikalität zu gefährden.

2.2.2 Atypische oder extraanatomische Lungenresektion

■ Definition

Von einer atypischen oder extraanatomischen Lungenresektion spricht man, wenn auf anatomische Grenzen bei der Resektion keine Rücksicht genommen wird. Dies ist der Fall bei der Enukleation und der Keilresektion.

■ Enukleation

Bei der Enukleation wird ein – benigner – Tumor aus dem ihn umgebenden Lungengewebe herausgeschält. Diese Art der Operation wird immer seltener durchgeführt, da dank moderner Röntgen- bzw. CT-Diagnostik und der sich daraus ableitenden Algorithmen benigne Lungentumoren weniger häufig operiert werden.

■ Keilresektion

Die Keilresektion kommt bei folgenden Indikationen zum Einsatz:
- Lungenbiopsie zur Diagnostik beispielsweise einer interstitiellen Lungenerkrankung
- Operative Behandlung des Pneumothorax
- Resektion von Lungenmetastasen

2.3 Bronchialkarzinom

■■ Vorbemerkung

Grundsätzlich ist dies kein Buch, das sich mit den einzelnen Krankheitsbildern beschäftigt. Wegen der Bedeutung des Bronchialkarzinoms für die Thoraxchirurgie soll hier auf diese Erkrankung ein wenig näher eingegangen werden.

■■ Häufigkeit

Das Bronchialkarzinom ist der dritthäufigste maligne Tumor beim Mann und das am häufigsten zum Tode führende Malignom. Bei der Frau nimmt es in beiden »Ranglisten« Platz Nr. 3 ein. Man geht in Deutschland von ca. 60 Neuerkrankungen pro Jahr und 100.000 Einwohnern aus.

■■ Auslöser

> Hauptverantwortlicher für das Entstehen eines Bronchialkarzinoms ist das Zigarettenrauchen. So kann – mit entsprechender zeitlicher Verzögerung – eine eindeutige Korrelation zwischen der Häufigkeit des Rauchens und der Inzidenz des Bronchialkarzinoms gezeigt werden.

Die Kombination von Zigarettenrauchen und Asbestexposition – etwas, was zum Glück in Westeuropa seit rund 30 Jahren nicht mehr möglich ist – erhöht das Risiko für die Entstehung eines Bronchialkarzinoms um den Faktor 400! Seltene, und in der täglichen klinischen Praxis kaum oder gar nicht existente Noxen sind Radioaktivität, Lösungsmittel, Arsen, Chromat und Lost.

2.3.1 Stadieneinteilung

Basierend auf der TNM-Klassifikation (■Tab. 2.1) erfolgt eine Stadieneinteilung (■Tab. 2.2) in die klinischen Stadien I–IV. Je höher das Tumorstadium, desto schlechter ist die Prognose hinsichtlich des Langzeitüberlebens.

2.3.2 Symptome

Wie bei nahezu jeder anderen malignen Erkrankung sind Symptome in den – prognostisch

günstigen – Frühstadien selten bis nie vorhanden. Risikopatienten – dies sind in erster Linie (Ex-)Raucher, die unter einem hartnäckigen Husten leiden, oder die im Röntgenbild ein therapierefraktäres »Infiltrat« zeigen, müssen kompetent abgeklärt werden. Bis zum Ausschluss des Gegenteils muss das Vorliegen eines Bronchialkarzinoms in alle weiteren diagnostischen Überlegungen einbezogen werden.

Die möglichen Symptome eines ggf. fortgeschrittenen Bronchialkarzinoms sind in ■Tab. 2.3 aufgeführt.

2.3.3 Diagnostik

Bei der Diagnostik, die zum überwiegenden Teil ambulant erfolgen kann, werden die funktionelle und die onkologische Operabilität abgeklärt. Leider ist es nach wie vor so, dass nur etwa 15–20 % aller Patienten am Ende der Diagnostik für einen onkologisch radikalen resezierenden Eingriff in Frage kommen. Gründe hierfür können sein
- auf der funktionellen Seite:
  – Zu geringe pulmonale Reserve,
  – Komorbiditäten, die eine Operation zu risikoreich erscheinen lassen,
- auf der onkologische Seite:
  – Fernmetastasierung,
  – mediastinaler Lymphknotenbefall,
  – direkte Tumorinfiltration in nichtresektable Strukturen,
  – Pleurakarzinose.

Um diese Sachverhalte abzuklären, steht ein umfangreiches Arsenal diagnostischer Möglichkeiten zur Verfügung, das an dieser Stelle nur aufgelistet werden soll:
- Röntgenbild des Thorax in 2 Ebenen
- PET-CT
- MRT des Schädels
- Bronchoskopie, ggf. mit EBUS-FNA (endobronchiale Ultraschall-Feinnadelaspiration)

2

▣ Tab. 2.1 TNM-Klassifikation. (Nach IASCL 7th edition)

Ausdehnung	Stadium	Beschreibung
Primärtumor	T_{1a}	Tumor ≤2 cm in der größten Ausdehnung, umgeben von Lunge oder viszeraler Pleura, bronchoskopisch kein Anhalt für eine Invasion der Hauptbronchus
	T_{1b}	Tumor >2, ≤3 cm in der größten Ausdehnung, umgeben von Lunge oder viszeraler Pleura, bronchoskopisch kein Anhalt für eine Invasion der Hauptbronchus
	T_{2a}	Tumor >3, ≤5 cm und/oder Invasion des Hauptbronchus, ≥2 cm distal der Hauptkarina oder Invasion der viszeralen Pleura oder nachgeschaltete Atelektase oder Obstruktionspneumonie bis zum Hilus ohne Miteinbeziehung der gesamten Lunge
	T_{2b}	Tumor >5, ≤7 cm oder Invasion des Hauptbronchus, ≥2 cm distal der Hauptkarina oder Invasion der viszeralen Pleura oder nachgeschaltete Atelektase oder Obstruktionspneumonie bis zum Hilus ohne Miteinbeziehung der gesamten Lunge
	T_3	Tumor >7 cm und/oder Infiltration folgender Strukturen: Brustwand, Zwerchfell, Pleura mediastinalis, Perikard oder Tumor <2 cm Abstand zur Hauptkarina, ohne Infiltration der Hauptkarina oder nachgeschaltete Obstruktionspneumonie der gesamten Lunge, Satellitentumor im gleichen Lappen
	T_4	Tumor jeder Größe, der eine der folgenden Strukturen infiltriert: – T_{4INV} = Mediastinum, Herz, große Gefäße, Trachea, Ösophagus, Wirbelsäule, Hauptkarina – $T_{4Ipsi\ Nod}$ = Tumor ipsilateral in anderem Lappen
Lymph-knotenbefall	N_1	Befall der peribronchialen und/oder ipsilateralen hilären Lymphknoten und intrapulmonalen Lymphknoten, infiltriert durch direktes Tumorwachstum
	N_2	Befall der ipsilateralen mediastinalen und/oder bifurkalen Lymphknoten
	N_3	Befall der kontralateralen mediastinalen, hilären, ipsi- oder kontralateralen Skalenus- Lymphknoten oder der supraklavikulären Lymphknoten
Metastasen	M_0	Keine Fernmetastasen
	M_1	Fernmetastase – M_{1a} = Metastase(n) in kontralateralem Lungenlappen; Pleurakarzinose oder maligner Pleura- oder Perikarderguss – M_{1b} = Fernmetastase(n)

- Mediastinoskopie
- Laboranalysen
- Sonografie
- Lungenfunktionsprüfungen
  - Bodyphlethysmografie
  - Diffusionsmessung
  - Spiroergometrie
  - Blutgasanalyse
  - Perfusionsszintigrafie

Je nach Risikoprofil des Patienten und seiner Komorbiditäten kann bzw. muss die Diagnostik um entsprechende Untersuchungen (z. B. Echokardiografie) ausgeweitet werden.

◻ Tab. 2.2 Tumorstadien und 5-Jahres-Überlebensraten

Stadium	TNM	5-Jahres-Überlebensraten
IA	$T_{1a,b}N_0M_0$	80 %
IB	$T_{2a}N_0M_0$	
IIA	$T_{1a,b}N_1M_0$ $T_{2a}N_1M_0$ $T_{2b}N_0M_0$	
IIB	$T_{2b}N_1M_0$ $T_3N_0M_0$	50 %
IIIA	$T_3N_1M_0$ $T_{1-3}N_2M_0$ $T_4N_{0-1}M_0$	30 %
IIIB	$T_4N_2M_0$ $T_{1-4}N_3M_0$	
IV	jedes T jedes N $M_{1a,b}$	0 %

◻ Tab. 2.3 Symptomatik bei Bronchialkarzinom

Symptome	Mögliche Ursache(n)
Dyspnoe	Pleurerguss (durch Pleurakarzinose oder Atelektase) Lungenembolie Zwerchfellhochstand bei tumorbedingter Parese des N. phrenicus Zentraler Bronchusverschluss durch Tumor
Heiserkeit	Tumorbedingte Parese des N. recurrens (v. a. links)
Schmerzen	Brustwandinfiltration des Tumors
Hämoptysen	Endoluminales Tumorwachstum

2.3.4 Therapeutische Möglichkeiten

Nach Möglichkeit sollte ein nichtkleinzelliges Bronchialkarzinom radikal reseziert werden. »Radikal« bedeutet, dass die tumortragende anatomische Einheit mitsamt des entsprechenden Lymphabflussgebietes entfernt wird. Standardeingriff ist hier die Lobektomie, die Entfernung eines Lungenlappens zusammen mit der systematischen mediastinalen Lymphadenektomie. Bei kleinen Tumoren (<2 cm) und/oder eingeschränkter pulmonaler Reserve kann auch eine Lungensegmentresektion in Kombination mit der systematischen Lymphadenektomie onkologisch radikal sein.

Falls erforderlich und für den Patienten tolerabel, muss die Resektion auf andere Lungenabschnitte und ggf. auf Nachbarorgane ausgeweitet werden. So ist auf der rechten Seite die Entfernung von Ober- und Mittel bzw. Unter- und Mittellappen (obere bzw. untere Bilobektomie) und rechts wie links die Resektion des jeweils ganzen Lungenflügels (Pneumonektomie) ein Routineeingriff. Nachbarorgane bzw. -strukturen, die – falls erforderlich – mit entfernt werden, und deren Resektion ggf. einen rekonstruktiven Eingriff erforderlich machen, sind:

- Brustwand
- Wirbelkörper
- Zwerchfell
- Perikard
- V. cava

Die Chemotherapie wird im therapeutischen Konzept immer wichtiger. Sog. individualisierte Therapiekonzepte, bei denen zahlreiche Marker, die auf dem Tumorgewebe gefunden werden, eine wichtige Bedeutung haben, treten immer mehr in den Vordergrund. Ob eine Chemotherapie vor der Operation (sog. neoadjuvante Therapie) oder danach (adjuvante Therapie) sinnvoll ist, bleibt weiterhin Gegenstand zahlreicher Diskussionen. Die Strahlentherapie kommt vor allem in der palliativen Situation, in der eine onkologisch radikale Resektion nicht mehr möglich ist, zum Einsatz.

2.3.5 Prognose

Die 5-Jahres-Überlebensraten liegen – je nach Tumorstadium zwischen 75 und 80 % (Stadium

I) und bei 0 % im weit fortgeschrittenen Stadium IV.

> ❯ Bei den resektablen Patienten stellt der Lymphkotenstatus den prognostisch wichtigsten Faktor dar.

Bereits ein Befall der intrathorakalen bzw. intrapulmonalen Lymphknoten (sog. N_1-Situation) verschlechtert die Prognose. Sind die mediastinalen Lymphknoten befallen (N_2-Situation) bedeutet dies nochmals eine signifikante Reduktion der Prognose.

2.4   Lungenvolumenreduktionschirurgie

Die Lungenvolumenreduktionschirurgie, kurz LVRS (= Lung Volume Reduction Surgery), ist eine Operationsmethode, die beim sog. terminalen Lungenemphysem zum Einsatz kommt. Unter einem »terminalen Lungenemphysem« versteht man ein Situation, bei der alle konservativen (= medikamentösen und physiotherapeutischen) Maßnahmen ausgeschöpft sind und der Patient durch seine Lungenerkrankung invalidisiert ist.

Das Prinzip der Operation besteht darin, die maximal geschädigten Lungenareale in den Oberlappen zu resezieren. Dadurch wird
- die verbleibende Lunge dekomprimiert: die Lunge entfaltet und dem Gasaustausch wieder vermehrt zur Verfügung gestellt,
- das intrathorakale Volumen verringert: die Zwerchfelle in eine physiologischere Form gebracht und die Interkostalräume verkleinert.

Dies alles führt auch zu einer Verringerung der Atemarbeit.

Die Indikation zu dem Eingriff, der in aller Regel heutzutage simultan, beidseits thorakoskopisch durchgeführt wird, ist streng zu stellen und richtet sich nach klar definierten Richtlinien.

> ❯ Eine zentrale Rolle bei der Betreuung dieser Hochrisikopatienten, die nicht selten eine Ein-Sekunden-Kapazität in der Lungenfunktionsprüfung von <30 % des Solls aufweisen, spielt die Physiotherapie.

Im Behandlungskonzept ist eine präoperative Rehabilitationsphase von mindestens 6 Wochen vorgesehen. In dieser Phase geht es neben dem Erlernen der Techniken, wie sie für jeden thoraxchirurgischen Eingriff von Bedeutung sind, vor allem um den Muskelaufbau, das Ausdauertraining und die Sekretolyse.

2.5   Operationen an der Pleura

2.5.1   Pleurabiopsie

Die Pleurabiopsie ist ein diagnostischer Eingriff, der in aller Regel minimalinvasiv durchgeführt wird. Häufig kommt er zur Abklärung unklarer Pleuraergüsse zum Einsatz und wird dann nicht selten – insbesondere wenn mittels der Biopsie ein Malignitätsverdacht bestätigt werden konnte – mit einer Pleurodese kombiniert.

2.5.2   Pleurodese

Hierunter versteht man die Verödung der Pleurahöhle, indem man Pleura visceralis und Pleura parietalis miteinander verklebt. Die Pleurodese wird zumeist mittels einer Talkumpoudrage durchgeführt. Dabei wird Talkum im Rahmen einer Thorakoskopie auf die Pleura mit einer Art Zerstäuber aufgebracht. Das Talkum induziert eine starke Entzündungsreaktion, in deren Folge es zur Sezernierung von Fibrin kommt, das dann wie ein Klebstoff wirkt.

Voraussetzung für eine erfolgreiche Pleurodese ist die erhaltene Ausdehnungsfähigkeit der Lunge.

2.5.3 Pleurektomie

Unter einer Pleurektomie versteht man die Entfernung der Pleura parietalis. Die Indikation für diesen Eingriff, der zumeist minimalinvasiv erfolgt, ist die Pneumothoraxbehandlung, die operative Sanierung des Pleuraempyems (ggf. in Kombination mit einer Dekortikation) sowie die Pleurakarzinose in selektierten Fällen. Man spricht dann auch von einer Tumorpleurektomie.

2.5.4 Dekortikation

Die Dekortikation (= Entrindung) ist die Entfernung der Pleura visceralis (◘ Abb. 2.10). Indikation hierfür ist zumeist das fortgeschrittene Pleuraempyem, wenn die Schwartenbildung bereits zu einer Schrumpfung der Lunge geführt hat. Zumeist muss die Operation dann via Thorakotomie erfolgen – eine Situation die durch frühzeitige operative Intervention zumeist vermieden werden kann.

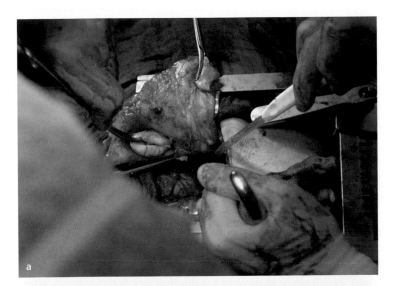

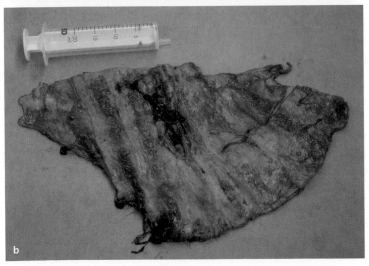

◘ Abb. 2.10a,b Pleurektomie rechts a bei Pleuraempyem; b Pleura parietalis (Pleuraschwarte) rechts. (Fotos: M. Roth)

2

Gelegentlich wird auch bei onkologischer Indikation – insbesondere beim Pleuramesotheliom – eine Tumordekortikation zur Reduktion der Tumorlast (sog. Debulking) durchgeführt.

2.6   Operationen am Mediastinum

Es gibt eine große Zahl verschiedenster Tumoren im Mediastinum. Wie bei allen anderen thoraxchirurgischen Operationen kommen auch im Mediastinum mehr und mehr die minimalinvasiven Verfahren zum Einsatz. Je nach Lage und Größe des Tumors, der Tumorentität sowie den Präferenzen und Erfahrungen des Operateurs wird die Thorakoskopie dabei von links (in den meisten Fällen) oder von rechts erfolgen. Es gibt auch Kombinationsverfahren, bei denen die Thorakoskopie mit einem zervikalen Mediastinoskopie und/oder einem subxiphoidalen Zugang kombiniert wird. Bei großen – malignen – Tumoren, die ggf. große Gefäße infiltrieren, ist die Sternotomie nach wie vor der Zugang der Wahl.

Insgesamt sind Eingriffe am Mediastinum im Vergleich zu pulmonalen Resektionen für die Patienten in aller Regel weniger belastend, da es zu keinem Lungenparenchymverlust kommt, eine Einlungenbeatmung meist nicht erforderlich ist und die atemmechanischen Probleme, die mit einer Thorakotomie vergesellschaftet sind, nicht auftreten.

▪ Mediastinitis

Eine weitere Indikation für mediastinale Eingriffe ist die Mediastinitis. Hierbei handelt es sich – bei der zumeist auftretenden akuten Form – um ein hochdramatisches Krankheitsbild, das mit einer hohen Mortalität einhergeht. Eine Mediastinitis kann postoperativ entstehen, aber auch verursacht werden durch deszendierende Abszesse (ausgehend von den Tonsillen oder Zähnen). Auch eine Tuberkulose und andere infektiöse/entzündliche Krankheitsbilder können Auslöser sein.

Ist eine Mediastinitis diagnostiziert, muss rasch gehandelt werden. Das Mediastinum muss eröffnet werden, das entzündete Gewebe soweit als möglich entfernt werden und ein intensive Säuberung durch Spülung mit großen Flüssigkeitsmengen erfolgen. Diese meist schweren Krankheitsverläufe können den Patienten mitunter über Wochen an die Intensivstation binden und wiederholte Eingriffe erforderlich machen.

2.7   Brustwandresektionen

Häufigste Indikation für eine Brustwandresektion ist die En-bloc-Resektion eines Bronchialkarzinoms, das in die Brustwand infiltriert (◙ Abb. 2.11). Bei ca. 8 % der Bronchialkarzinome findet sich eine derartige Situation, die zumeist bereits präoperativ bekannt ist, da die Patienten über teils ganz erhebliche Schmerzen klagen. Weitere Gründe für eine Brustwandresektion sind Metastasen sowie die relativen seltenen primären Tumoren der Brustwand, bei denen es sich meist um Sarkome handelt.

Je nach Lokalisation des Tumors, Resektionsausmaß und Präferenzen des Operateurs kommen hier sehr unterschiedlich Vorgehensweisen in Frage. Teilweise kann es zu nicht unerheblichen Einschränkungen der Atemmechanik kommen, die jeweils eine individuell auf den Patienten zugeschnittene Behandlung erforderlich macht.

Eine Sonderform der Operationen an der Brustwand stellen die Korrektureingriffe bei Brustwanddeformitäten dar. An erster Stelle ist die Trichterbrust (Pectus excavatum, ◙ Abb. 2.12) zu nennen, seltener ist die Hühnerbrust (Pectus carinatum, ◙ Abb. 2.13). Das männliche Geschlecht ist deutlich häufiger betroffen.

Auch hier kommen zunehmend minimalinvasive Verfahren zum Einsatz, die die perioperative Belastung senken und die kosmetischen Ergebnisse verbessern. Die Indikation zur Korrektur ist nahezu ausschließlich kosmetischer und psychologischer Natur, relevante Funkti-

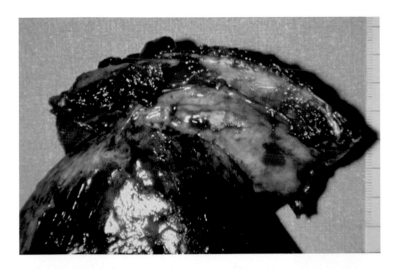

■ **Abb. 2.11** Brustwandresektion bei Infiltration der Brustwand durch ein Bronchialkarzinom. (Foto: T. Kiefer)

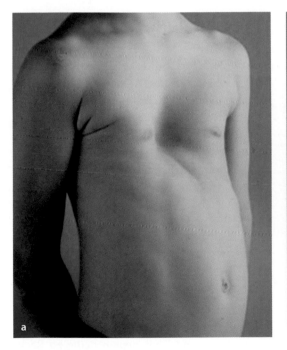

■ **Abb. 2.12a,b** Trichterbrust (Fotos: T. Kiefer)

onseinschränkungen kardialer oder pulmonaler Art sind die große Ausnahme.

Bei den offenen Verfahren (z. B. nach Ravitch) werden Teile der Rippen bzw. der Rippenknorpel reseziert und das Sternum osteotomiert, um es anschließend in die korrekte Position zu bringen. Bei den minimalinvasiven Methoden (z. B. nach Nuss) wird ein entsprechend des jeweiligen Situs vorgeformter Metallstab transthorakal, retrosternal positioniert, der dann über

2

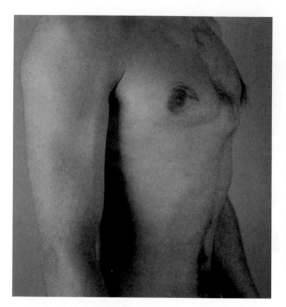

◘ **Abb. 2.13** Hühnerbrust (Foto: T. Kiefer)

einen Zeitraum von 2–3 Jahren verbleibt und das Sternum anhebt.

2.8 Operationen am Zwerchfell

2.8.1 Zwerchfellraffung

Die Indikation für eine Zwerchfellraffung ist gegeben, wenn durch eine Parese des N. phrenicus – ungeachtet der Genese – der Patient bedingt durch den Zwerchfellhochstand unter einer klinisch relevanten Dyspnoe leidet.

Die Operation wird zumeist minimalinvasiv durchgeführt. Dabei wird mittels kräftiger, nichtresorbierbarer Fäden das Zwerchfell gedoppelt, so dass es am Ende der Operation wieder deutlich tiefer steht und dadurch der Lunge wieder mehr Platz zur Verfügung steht. Die Indikation für diesen Eingriff wird meist auf der linken Seite gestellt, da hier die Auswirkungen einer Zwerchfelllähmung wesentlich mehr zur Ausprägung kommen im Vergleich zur rechten Seite, wo die Leber das Zwerchfell förmlich schient.

2.8.2 Zwerchfellrekonstruktion nach Trauma

Nach sog. Rasanztraumen, bei denen hohe Energien auf den Körper einwirken, kann es zu Zwerchfellrupturen – links häufiger als rechts – kommen. Neben der gestörten Atemarbeit kann es zum Enterothorax kommen. Hierbei kommt es zur Verlagerung von Abdominalorganen wie beispielsweise dem Magen in den Thorax.

Bei der Rekonstruktion wird häufig ein Kunststoffpatch verwendet, um eine ausreichende und dauerhafte Stabilität zur erzielen. Grundsätzlich kann der Eingriff von abdominal wie auch von thorakal her ausgeführt werden.

2.8.3 Zwerchfellresektion

Eine Zwerchfellresektion erfolgt nahezu immer bei onkologischen Resektionen im Rahmen der Infiltration des Primärtumors in das Zwerchfell. Bei der operativen Therapie des Pleuramesothelioms im Rahmen der sog. D3P-Operation (=Pleuropneumoperikardektomie mit Diaphragmaresektion) ist ebenfalls eine Zwerchfellresektion und -rekonstruktion erforderlich.

2.9 Schmerztherapie

2.9.1 Ziel der Schmerztherapie

Eine effiziente Schmerztherapie ist eine der Säulen für die erfolgreiche Thoraxchirurgie, wie sie Patienten und Therapeuten heute zu Recht erwarten. In kaum einem anderen operativen Fach ist Schmerzfreiheit von so großer Bedeutung. Ein Patient mit Schmerzen wird nie gut zu mobilisieren sein und wird nie tief durchatmen. Mobilisation und maximaler Ausdehnung der Lungen sind aber zwei wesentlich Faktoren zur Vermeidung postoperativer Komplikationen in der Thoraxchirurgie.

❯ **Das Ziel ist Schmerzfreiheit nicht Schmerz-
armut!**

Die Mitarbeit des Patienten ist von herausra-
gender Bedeutung! Daher ist es wichtig, den
Patienten genau über die Wichtigkeit der Maßnahmen zu informieren und ihnen zu erklären,
was von ihrer eigenen Mitarbeit und Motivation abhängt. Die Physiotherapie trägt mit ihrer
Arbeit ganz wesentlich zu einer erfolgreichen
Schmerztherapie bei, die Physiotherapie ist Teil
dieses Konzeptes:
- Erlernen von Hustentechniken,
- schmerzfreies Aufstehen aus dem Bett,
- Sekretolyse,
- Erlernen von effektiven Atemtechniken.

Jeder Mitarbeiter des therapeutischen Teams
muss darüber hinaus daran arbeiten, den Patienten die Angst und die Vorbehalte vor der Einnahme von Schmerzmedikamenten zu nehmen.

2.9.2 Spezielle Aspekte der Schmerztherapie

Die Art und Intensität der Schmerztherapie wird
durch zahlreiche Faktoren bestimmt.

- **Art des Eingriffes**

Die Art des Eingriffes und der gewählte Zugangsweg haben natürlich ganz wesentlichen
Einfluss auf die zu erwartende Schmerzintensi-

◻ Tab. 2.4 Thoraxchirurgische Eingriffe und zu erwartende Schmerzintensität. (Aus Kiefer 2008, S3-Leitlinie)

Zugangsweg	Operation	Zu erwartende Schmerzintensität
Kollare Inzision (Kocher-Kragenschnitt)	– Mediastinoskopie – Kollare, transzervikale Resektion von Mediastinaltumoren	Gering
Parasternale Inzision	Anteriore Mediastinotomie	Gering
Thorakoskopie	– Pleurabiopsie – Pleurodese – Pleurektomie – Sympathektomie – Lungenresektionen – Enukleation – Keilresektion – Segmentresektion – Lobektomie/Bilobektomie – Pneumonektomie – Resektion von Mediastinaltumoren	Gering bis mittel; bei Eingriffen an der Pleura (partielle oder totale Pleurektomie): mittel bis hoch
Thorakotomie – Anterolateral – Lateral – Posterolateral – Axillär – Total	– Alle extraanatomischen und anatomischen Lungenresektionen, ggf. in Kombination mit Resektionen an Nachbarorganen (z. B. Brustwandresektionen) – Resektion von Mediastinaltumoren	Mittel bis hoch; insbesondere bei Eingriffen am knöchernen Thorax
Sternotomie – Total – Partiell – Clamshell	– Zugangswege zum Mediastinum – Bei simultanen bilateralen Lungenresektionen (z. B. Lungenmetastasenresektionen, Lungenvolumenresektion)	Mittel bis hoch

2

tät. Dabei darf nie vergessen werden, dass auch Operationen mit geringem Zugangstrauma ganz erhebliche Schmerzen verursachen können.

■ **Vorbestehende Medikation (z. B. chronischer Schmerzmittelgebrauch)**

Die vorbestehende Einnahme von Analgetika oder gar von Drogen hat natürlich einen ganz erheblichen Einfluss auf das schmerztherapeutische Vorgehen, das dann in den meisten Fällen erheblich erschwert ist.

■ **Psychische Situation des Patienten**

Die Erfahrung zeigt, dass bei Patienten, die – durch welche Geschehnisse auch immer – vorbelastet zur Operation kommen, vermehrt mit Problemen in der perioperativen Schmerztherapie zu rechnen ist.

❯ Bei der speziellen Schmerzanamnese müssen die vorbestehende Medikation sowie die psychische Situation des Patienten abgefragt werden und in den Teambesprechungen allen mitgeteilt werden, damit jeder im therapeutischen Team an diesen Problemen arbeiten kann. Es gilt Ängste wie Vorurteile abzubauen – gelingen kann dies nur, wenn alle im Team an diesem Ziel arbeiten!

Der Patient sollte bei jedem Kontakt nach Schmerzen gefragt werden. Hilfreich hierbei ist eine visuelle Analogskala, an Hand derer der Patient seine Schmerzintensität einteilen kann. Diese Schmerzangaben müssen in der Kurve dokumentiert werden.

■ **Vorangegangene Chemotherapie**

Die Erfahrung zeigt auch, dass Patienten mit vorangegangener Chemotherapie – gleich wie lange diese bereits zurückliegt – vermehrt über postoperative Schmerzen klagen bzw. einen erhöhten Analgetikaverbrauch haben.

■ **Periduralkatheter (PDK)**

Der thorakale PDK ist nach wie vor der Goldstandard in der Schmerztherapie bei thoraxchirurgischen Eingriffen. Wann immer möglich, sollte er bei Eingriffen mit hoher Schmerzintensität und/oder bei Problempatienten zum Einsatz kommen.

2.10   Thoraxdrainagen

2.10.1   Einleitung

Auch Physiotherapeuten müssen Grundkenntnisse im Umgang mit Thoraxdrainagen besitzen, um den für den Patienten sicheren Umgang mit den Drainagesystemen zu gewährleisten und so die Sicherheit der Patienten insgesamt und den Therapieerfolg zu gewährleisten. Nur wer ausreichendes Wissen besitzt, ist in der Lage, kompetent und souverän zu handeln!

2.10.2   Drainageprinzipien

■ **Heberdrainage**

Eine Heberdrainage ist eine sog. Schwerkraftdrainage. Dies bedeutet, dass der Abfluss von Sekret aus dem Thorax allein durch den Höhenunterschied zwischen Thorax und Auffanggefäß des Drainagesystems gewährleistet wird. Dies ist auch der Grund dafür, dass bei dieser Art Drainagesystem der Auffangbehälter immer unter dem Niveau des Thorax platziert werden muss (◘ Abb. 2.14).

■ **Bülau-Drainage**

Bei einer Bülau-Drainage handelt es sich nicht, wie zumeist angenommen, um einen speziellen Drain oder eine bestimmte Lokalisation der Drainage sondern um ein Prinzip: Das Prinzip des Dauersogs! Dabei spielt es keine Rolle, ob als Sogquelle das Zentralvakuum (sog. »Wandanschluss«) oder heute zumeist mobile Drainagesysteme zum Einsatz kommen. Gotthard Bülau (1835–1900) war Lungenarzt in Hamburg und hat das Prinzip der Dauersogbehandlung erstmals bei der Behandlung eines traumatischen Hämatothorax eingesetzt.

■ **Monaldi-Drainage**

Als Monaldi-Drainage bezeichnet man zum einen die heute kaum oder gar nicht mehr gebräuchliche intrapulmonale Drainage eines Lungenabszesses und zum anderen eine Drainagelokalisation, deren Verwendung der Vergangenheit angehören sollte, da hierbei im zweiten Interkostalraum in der Medioklavikularlinie eine Drainage gelegt wird. Hauptindikation war bzw. ist der Pneumothorax. Diese Lokalisation sollte aus kosmetischen und aus Gründen der Schmerzintensität nicht mehr verwandt werden.

■ **Siphon**

Bildet ein Drainageschlauch eine Schleife – gleich dem Siphon unter einem Waschbecken – so kann dies für den Patienten ggf. erhebliche Konsequenzen haben: Ist das Drainagesystem mit einer nichtregulierenden Sogquelle (z. B. einem Zentralvakuum) verbunden und der eingestellte Sog liegt unter der Höhendifferenz von Siphon zu Thorax des Patienten, so resultiert daraus, dass am Patienten kein Unterdruck anliegt.

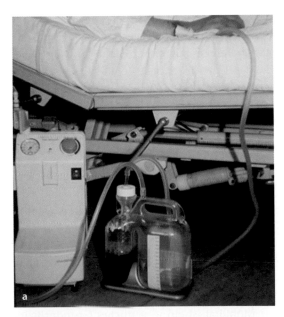

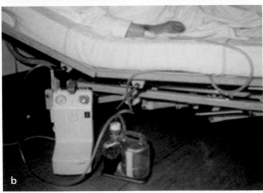

□ **Abb. 2.15 a** Siphon, **b** korrektes Vermeiden eines Siphons. (Fotos: T. Kiefer)

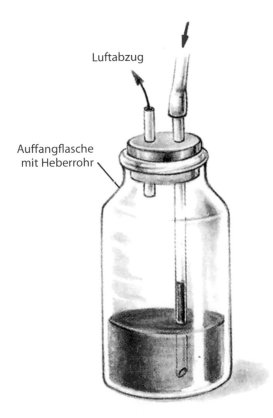

□ **Abb. 2.14** Heberdrainage. (Aus Heberer et al. 1991)

Luftabzug

Auffangflasche mit Heberrohr

2

Umgekehrt – bei einer reinen Wasserschlossdrainage – erzeugt der mit Flüssigkeit gefüllte Siphon einen Unterdruck (Sog) im Pleuraspalt, der der Höhendifferenz zwischen Thorax und Drainagebehälter entspricht. Dies sind nicht selten 60 cm – ein Sog, den man nie »absichtlich« einstellen würde.

> ❯ Deshalb ist jeder aus dem Pflege- und Therapieteam immer aufgefordert, solche Situationen zu beseitigen, in diesem Fall den Drainageschlauch so zu platzieren, dass kein Siphon entstehen kann (◘ Abb. 2.15).

Das Problem des Siphons tritt nicht auf bei Drainagesystemen mit einer regulierten Sogquelle, die den Unterdruck nahe dem Pleuraspalt misst, Ist- mit Sollwert vergleicht und entsprechend nachregelt.

2.10.3 Thoraxdrainage und Physiotherapie

Jeder Patient, der mit einer Thoraxdrainage versorgt ist, benötigt Physio- und/oder Atemtherapie! Dies gilt für genauso für den 20-jährigen jungen Mann mit Erstereignis eines Spontanpneumothorax wie für die 80-jährige Patientin mit Pleurakarzinose bei Mammakarzinom.

Mobilität ist ein wesentliches Grundprinzip. Grundsätzlich ist Mobilität für alle Patienten – gleich welche Krankheit sie haben – von Bedeutung, um Komplikationen wie Pneumonien und thromboembolischen Geschehnissen vorzubeugen. Für Patienten, die am Atemapparat erkrankt sind, gilt dies umso mehr. Daher sollte alles unternommen werden, die Mobilisation der Patienten so einfach wie möglich zu gestalten. Hierzu gehören z. B. kleine, handliche Drainagesysteme genauso wie der frühzeitige Verzicht auf Katheter oder Infusionen in der postoperativen Phase.

Physiotherapie

Miriam Roth

3.1   Präoperative Physiotherapie

Die Physiotherapie beginnt in der Thoraxchirurgie schon weit vor der Operation. Der Patient wird von der Physiotherapie auf die kommende Zeit vorbereitet und er erlernt verschiedene Atemtechniken, den Umgang mit Atemtrainern, Hustentechniken und das schmerzfreie Aufstehen. Dies kann ambulant (hier kann man deutlich mehr Zeit für die ganzen Erklärungen und verschiedenen Therapien aufbringen) oder stationär (1–2 Tage vor der Operation oder – selten indiziert – als »stationäres Trainingslager« über ein oder gar zwei Wochen) stattfinden. Der Patient soll nicht nur die ganzen Physiotherapiemaßnahmen kennen- und erlernen, er soll auch Vertrauen in die Physiotherapie fassen sowie deren Wichtigkeit zu schätzen wissen.

Ärzte und Physiotherapeuten müssen als ein Team auftreten, das mit einer Sprache spricht. Das bedeutet auch, dass Arzt und Physiotherapeut sich über die jeweiligen Patienten austauschen, Teambesprechungen und gemeinsame Visiten durchführen, um das jeweils individuelle und optimale Therapiekonzept für jeden Patienten zu erarbeiten. Übungen, die ein Patient vor der Operation erlernt und beherrscht, fallen ihm nach der Operation leichter. Er kennt seine Übungen und hat bereits ein Gefühl für seine Atmung und seinen Thorax bekommen. Schon zu Beginn der präoperativen Phase, sollte eine Kommunikation zwischen Arzt und Physiotherapeut stattfinden: Was ist für ein Eingriff geplant? Gibt es Nebendiagnosen? Die Lungenfunktion muss dem Physiotherapeuten bekannt sein. Die Ziele für die Vorbereitung sollten von Arzt und Physiotherapeut mit dem Patienten kommuniziert sein.

> **Die Motivation des Patienten spielt während der ganzen perioperativen Phase eine große Rolle. Ist der Patient nicht motiviert, muss er motiviert werden. Die Physiotherapie braucht die aktive Mitarbeit des Patienten.**

Der Patient muss sein Therapieprogramm jede Stunde postoperativ durcharbeiten. Hierfür muss er schon präoperativ vorbereitet werden. Dies beinhaltet auch, ihm die Wichtigkeit und die Notwendigkeit der einzelnen Maßnahmen zu erklären. Postoperativ sollte der Patient auch immer wieder daran erinnert und dafür motiviert werden, sein Programm zu absolvieren. Dies ist nicht alleine die Aufgabe der Physiotherapie. Ärzte, Pflegende aber auch die Angehörigen sind hier angehalten, die Arbeit mitzutragen. Die Angehörigen können und sollten schon in der präoperativen Phase mit einbezogen werden. Somit verstehen die Angehörigen gleich von Anfang an, wie wichtig die Physiotherapie und das Zutun des Patienten sind. Die Angehörigen sind ein großer Motivationsfaktor und auch eine gute Unterstützung in der ersten postoperativen Mobilisationsphase.

3.1.1   Stationäre Physiotherapie

Wenn der Patient bei dem Erstkontakt schon stationär aufgenommen ist, dann ist der operative Eingriff meistens innerhalb der nächsten 2 Tage geplant. Bei Notfallpatienten wie z. B. Spontanpneumothorax oder Pleuraempyem hat die Physiotherapie, wenn überhaupt, nur eine begrenzte, sehr kurze Zeit zur Vorbereitung des Patienten.

Man trifft den Patienten in seinem Zimmer an und hat somit die Möglichkeit alle Dinge vor Ort zu erklären. Der Patient erhält einen inspiratorischen Atemtrainer (▶ Abschn. 3.5.1), ihm wird erklärt warum er mit diesem bereits präoperativ beginnen soll zu trainieren und warum er keine Angst vor den postoperativen Schmerzen (▶ Abschn. 2.9) haben muss. Außerdem wird mit ihm über die Sekretolyse (s. unten) gesprochen, diese erklärt und bei Bedarf gleich durchgeführt. Er erhält auch hier ggf. ein adäquates Gerät (▶ Abschn. 3.5.1 und ▶ Abschn. 3.5.2). In diesem Zusammenhang kann der Physiothera-

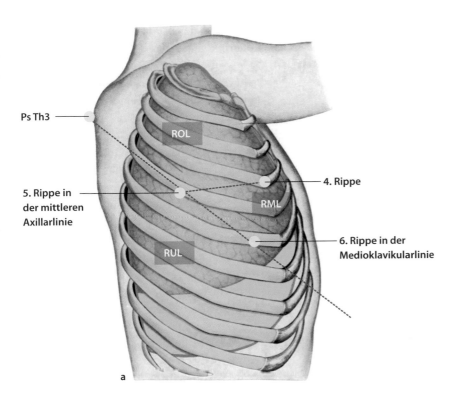

Ps Th3

ROL

5. Rippe in
der mittleren
Axillarlinie

4. Rippe

RML

6. Rippe in der
Medioklavikularlinie

RUL

a

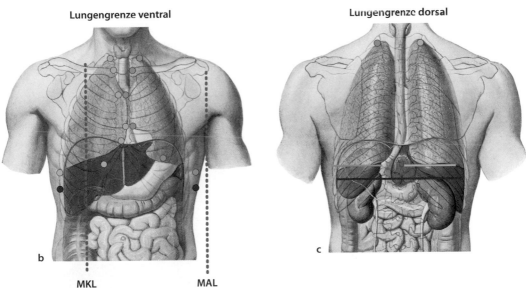

Lungengrenze ventral

Lungengrenze dorsal

b

c

MKL   MAL

◘ **Abb. 3.1a–c** Kontaktatmung. **a** Rechte Lunge, *ROL* rechter Oberlappen, *RML* rechter Mittellappen, *RUL* rechter Unterlappen. **b** Ventrale Lungenareale. *Grün* Lungengrenze (*rechts*). *Blau* Lungengrenze (*links*). *Rot* Lungengrenze nach tiefer Inspiration. Die untere Lungengrenze befindet sich in Höhe der Kreuzung 6. Rippe mit Medioklavikularlinie (*MKL*). Die untere Lungengrenze befindet sich in Höhe der Kreuzung 8. Rippe, bei tiefer Inspiration der 10. Rippe) mit der Medioaxillarlinie (*MAL*). **c** Dorsale Lungenareale. *Grün* Lungengrenze (rechts). *Blau* Lungengrenze (links). *Rot* Lungengrenze nach tiefer Inspiration. (Aus van Gestel u. Teschler 2010)

3

peut dem Patienten die Hustentechnik für die postoperative Phase beibringen (s. unten). Der Physiotherapeut zeigt dem Patienten die Kontaktatmung in Rücken- und in Seitenlage.

■ **Kontaktatmung**

Alle resezierenden thoraxchirurgischen Eingriffe gehen mit einer Verminderung des Lungenvolumens einher. Die Zwerchfellbeweglichkeit ist vermindert, das Zwerchfell steht wahrscheinlich zumindest einseitig hoch, die Inspirationsbewegung kann durch viszerale sowie somatische Afferenzen reflektorisch gehemmt sein. Hierdurch atmet der Patient flach und schnell, der Gasaustausch ist gestört und die Sekretolyse vermindert oder unmöglich. So kann es postoperativ sehr schnell zu einer nicht ausgedehnten Lunge und in der Folge zu Atelektasen und einer Pneumonie kommen. Deshalb beginnt man präoperativ schon mit dem Erlernen der Kontaktatmung – auch um eine einseitige thorakale Atembewegung (auf der nichtoperierten Seite) zu vermeiden. Dies kann und soll der Patient sich in dieser Phase schon derart verinnerlichen, dass dies postoperativ abrufbereit ist (◻ Abb. 3.1).

Die Kontaktatmung ist in der Vorbereitung nach dem Atemtrainer das zweite zu erlernende Element. Zur Ausatmung bietet sich parallel das Erlernen der lautlosen Lippenbremse an (s. unten).

■■ **In Rückenlage (Zwerchfellatmung bzw. kostodiaphragmale Atmung)**

Der Patient befindet sich in Rückenlage, das Kopfteil ist leicht erhöht. Die Beine sind angestellt, um der Bauchspannung entgegenzuwirken und somit die Bauchatmung bzw. die Zwerchfellaktivität zu vereinfachen.

Die Hände des Therapeuten liegen auf dem Bauch (in Höhe des Zwerchfells) des Patienten. Der Patient atmet mit der Nase ein (die Luft wird so gereinigt – Nasenhaare, angefeuchtet und erwärmt und gelangt somit viel verträglicher in das Bronchialsystem – dem ersten Hustenreiz wird ausgewichen). Der Bauch hebt sich mit diesem Einatemzug an, ohne dass der Patient aktiv seine Muskulatur anspannt (◻ Abb. 3.2). Die Einatmung geht so lange, wie der Patient ohne Anstrengung einatmen kann (»wenn nichts mehr rein geht, geht nichts mehr rein«).

Die Ausatmung soll nun direkt im Anschluss stattfinden. Der Patient soll die Atmung nicht unterbrechen oder die Luft aktiv anhalten. Da die Ausatmung völlig passiv geschieht, bietet es sich an gleich mit dem Erlernen der lautlosen Lippenbremse zu beginnen. Während der Aus-

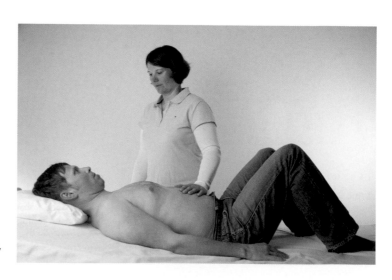

◻ **Abb. 3.2** Zwerchfell-/kostodiaphragmale Atmung in Rückenlage, Inspiration

atmung senkt sich der Bauch des Patienten nach unten, ohne aktiven Einsatz von Muskulatur (◻ Abb. 3.3).

Der Brustkorb soll nach Möglichkeit bei dieser Zwerchfellarbeit in keine Bewegung verfallen. Somit liegt die Hauptaktivität wirklich beim Zwerchfell und die basalen Lungenabschnitte werden bestens belüftet und in Anspruch genommen. Eventuell kann eine Hand auf die Brust des Patienten zu Kontrollzwecken wechseln, was aber den Patienten in seinem Ablauf auch irritieren kann.

Wenn dies gut klappt und der Patient ein Gefühl für diese Atmung entwickelt hat, soll der Patient seine Hände zu den Therapeutenhänden dazulegen und die Bewegung mitfühlen. Diese Übung soll der Patient auch alleine ausführen und verinnerlichen, denn auf dieser Kontaktatmung bauen jegliche nachfolgende Techniken auf. Dies ist auch die erste Atemtechnik, die postoperativ angewandt wird und soll daher gut abzurufen sein. Während des ganzen Vorgangs kann der Physiotherapeut das Zwerchfell palpieren und ggf. mobilisieren. Gleiches gilt für die postoperative Phase.

Eventuell vorhandenes Sekret wird während dieser Übung ebenfalls bemerkt. Dem Patienten wird nun erklärt, dass es postoperativ schon am ersten Tag wichtig ist, sich auf die nichtoperierte Seite zu drehen. Wichtig ist hier auch wieder die Erklärung für den Patienten, dass er weiß warum er dies tun sollte und man es mit ihm übt: Die OP-Seite soll belüftet werden.

> **Die nichtoperierte, untenliegende Seite wird mehr durchblutet und somit findet die Hauptatemarbeit im operierten Lungenflügel statt. Auf diesem Weg wird die operierte Lunge besser ausgedehnt und mehr belüftet, was auch eine Pneumonieprophylaxe darstellt (◻ Abb. 3.5).**

Ebenso muss dem Patienten erklärt werden, dass die Mobilisation sehr wichtig ist und warum ein »Zügel« am Bettende befestigt wird (s. unten).

▪ ▪ In Seitenlage (kostalinferiore Atmung)

Der Patient liegt in Seitenlage, die Seite der geplanten Operation oben und frei zugänglich. Der obenliegende Arm (in Innenrotation) wird über den Kopf gelegt, so dass die Flanke aufgedehnt wird und der Hemithorax und die Rippen frei werden. Das obenliegende Bein ist gebeugt, das untenliegende Bein ist gestreckt.

Der Therapeut legt seine Hände dorsal und ventral auf die unteren Rippen und bittet den Patienten durch die Nase einzuatmen und mit

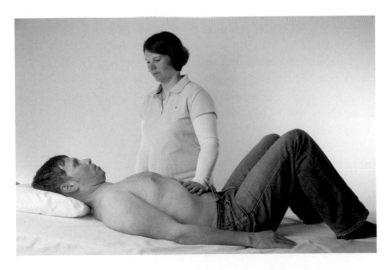

◻ **Abb. 3.3** Zwerchfell-/kostodiaphragmale Atmung in Rückenlage, Exspiration

3

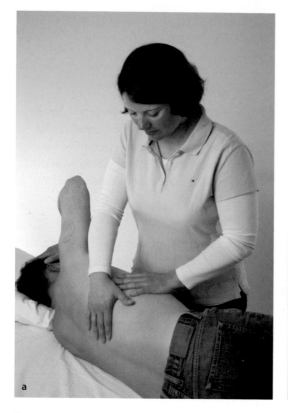 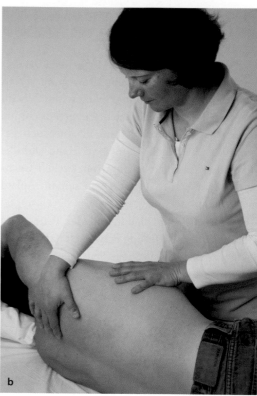

a

b

Abb. 3.4a,b Kostalinferiore Atmung in Seitenlage. **a** Obenliegender Arm in Flexion: Verbesserung der Exspiration. Auch anzuwenden bei einer Inspirationsfehlstellung einer Rippe. **b** Obenliegender Arm in Extension: Verbesserung der Inspiration. Auch anzuwenden bei einer Exspirationsfehlstellung einer Rippe

der lautlosen Lippenbremse auszuatmen. Die unteren Rippen gehen während der Einatmung zu den Therapeutenhänden und während der Ausatmung wieder zurück (Abb. 3.4). Der Patient soll dies dann mit seiner untenliegenden Hand spüren, so dass er auch dies alleine üben kann.

Während des Eingriffs und während der Seitenlage wird die untenliegende Lunge komprimiert (Abb. 3.5). Deswegen sollte mehrmals am Tag ein Lagewechsel (auch ohne den Physiotherapeuten) stattfinden. Würde der Patient strikt in Rückenlage liegen, würde sich dorsal eine Atelektase bilden (Abb. 3.6).

Weichteilmobilisationen sind in dieser Position sehr gut parallel auszuführen (Abb. 3.7).

Eine Zwerchfellmobilisation aus dieser Position über die kostovertebralen Gelenke ist sehr gut prä- und postoperativ möglich (Abb. 3.8). Hierfür muss aber die Ausgangsstellung etwas verändert werden: Das untenliegende Bein muss angewinkelt werden (die Bauchdecke wird so entspannt) und das obenliegende Bein wird ausgestreckt.

■■ **Variationen**

Eine weitere Variante: Eine Therapeutenhand liegt auf den dorsobasalen Abschnitten, die andere Therapeutenhand auf den ventralen-kranialen Abschnitten (Abb. 3.9, Abb. 3.4b). Diese diagonale Bewegung im Brustkorb sorgt auch für eine hervorragende Belüftung und

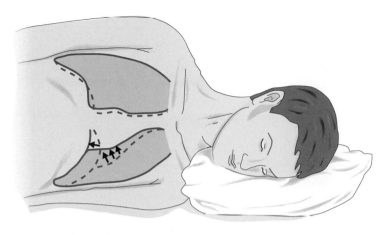

■ **Abb. 3.5** Darstellung der Komprimierung des untenliegenden Lungenflügels während des Eingriffs. (Aus van Gestel u. Teschler 2010)

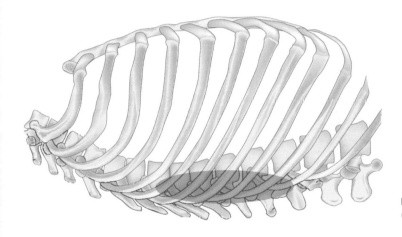

■ **Abb. 3.6** Dorsale Atelektase. (Aus van Gestel u. Teschler 2010)

Ausdehnung der Lunge sowie für eine gute Sekretolyse.

■ **Lautlose Lippenbremse**

Die lautlose Lippenbremse sollte von Beginn an dem Patienten beigebracht werden. In der Thoraxchirurgie soll der Patient sein Atemmuster postoperativ nicht verändern. Er soll so normal, ruhig und leise weiteratmen wie auch präoperativ. Die lautlose Lippenbremse kostet den Patienten keine Kraft.

Sie stabilisiert und hält die Bronchien offen, die Lunge wird so entbläht. Durch die Lippenbremse entsteht in den Atemwegen ein Gegen-

druck und die instabilen Wände der Atemwege werden durch diesen Druck weniger bis gar nicht komprimiert bzw. sie kollabieren sehr viel später. Sogenannte »trapped air« entsteht nicht oder in geringerem Umfang, somit wird die Lunge weniger oder gar nicht überbläht. Als positiver Nebeneffekt zählt auch, dass durch den Widerstand eine gezügelte, allmähliche Spannungsminderung von Zwerchfell und Interkostalmuskulatur erreicht werden kann (van Gestel u. Teschler 2010).

Die lautlose Lippenbremse wird mit dem Einatemtrainer und bei der Kontaktatmung schon präoperativ geübt. Postoperativ wird sie

3

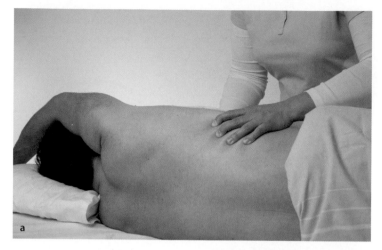

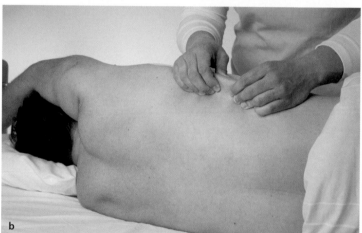

◼ **Abb. 3.7 a** Ausstreichung
der Interkostalräume, **b** Weichteiltechniken Thorax

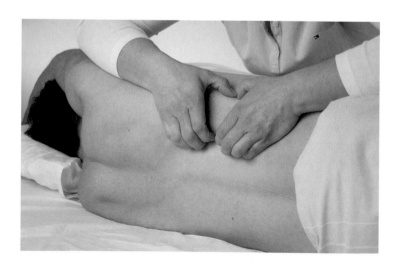

◼ **Abb. 3.8** Zwerchfellmobilisation (kostovertebrale Gelenke)

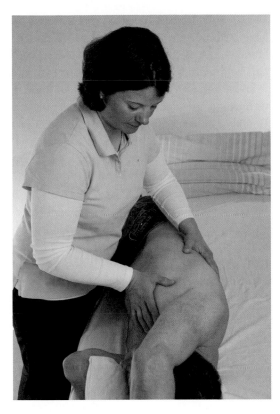

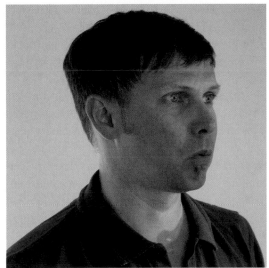

Abb. 3.10 Lautlose Lippenbremse

Abb. 3.9 Variante kostalinferiore Atmung in Seitenlage

unter Belastung ebenso angewendet. Falls der Patient Umsetzungsschwierigkeiten hat, kann man die lautlose Lippenbremse mit einem gekürzten Strohhalm imitieren. Der Patient wird während der Ausatmung aufgefordert sich eine Kerzenflamme vor seinem Mund vorzustellen und gegen diese auszuatmen bzw. zu pusten. Diese soll aber während des Ausatemvorgangs nicht erlöschen (**Abb. 3.10**).

Eine erhöhte Spannung an der oberen Thoraxapertur ergibt sich aus einem längeren Verbleiben in der Einatmung. Hier müssen die zwei sich ausgleichenden und ergänzenden Kräfte (Inspiration und Exspiration) berücksichtigt werden. Die Inspiration ist eher ein aktiver Prozess, bei dem bestimmte Einzelmuskeln und Muskelgruppen den Thorax dehnen und Luft eingesogen wird. Bei der Ausatmung strömt die

Luft eher passiv aus (durch das Loslassen dieser muskulären Aktivität und das damit einhergehende Zurückfallen der gedehnten Muskulatur in den Ausgangszustand). Kommt es nun zu einem dauerhaften Ungleichgewicht dieser beiden Prozesse, besteht auch ein Ungleichgewicht zwischen Spannung und Entspannung der Gewebe. An der oberen Thoraxapertur spielen die Mm. scaleni (**Abb. 3.20a**) und der M. pectoralis minor (**Abb. 3.20b**) eine entscheidende Rolle. Diese Muskeln können – bedingt durch ihre Lage – in der Tiefe für eine Verspannung der Thoraxöffnung über den Rippen sorgen. Außerdem stehen diese Muskeln in direktem Kontakt zu den Gefäßen der Arme und können somit weitreichende Störungen hervorrufen (Fischer 2011).

■ **Sekretolyse**

Gerade bei Patienten mit Bronchialkarzinom, die bis zum Diagnosezeitpunkt geraucht haben (ich gehe in meiner Behandlung von einem nichtrauchenden Patienten aus, denn dies ist eine obligate Voraussetzung für einen komplikationslosen postoperativen Verlauf), ist

3

die Sekretolyse essenziell. Dies betrifft aber auch die Patienten, die das Rauchen schon vor Jahren aufgegeben haben. Das Ausmaß der Sekretion zeigt sich hier zumeist erst postoperativ.

Jeder COPD-Patient erhält zu Beginn ein (oszillierendes) PEP(»positive exspiratory pressure«)-Gerät anstatt eines Einatemtrainers, um die Sekretfreiheit und das Offenhalten der Bronchien zu gewährleisten und das Einatemtraining später zu erleichtern. Pleuraempyem-Patienten und starke (Ex-)Raucher erhalten zusätzlich zu einem Einatemtrainer ein oszillierendes PEP-Gerät zur Sekretolyse. Das Sekret muss vor der Operation mobilisiert werden, denn das Husten ist postoperativ schmerzhaft und kostet viel Kraft, da das Sekret anfangs sehr zäh und nicht gut zu mobilisieren ist.

Die Sekretolyse wird in verschiedenen Ausgangsstellungen – je nach Lokalisation des Sekretes – ausgeführt (ist gut am Bild des Bronchialbaumes zu erklären). Meist kann man das Sekret schon unter den eigenen Händen spüren, wenn man mit dem Patienten präoperativ die Kontaktatmung übt. Dementsprechend muss mit der Therapie (z. B. mit einem Lagewechsel) fortgefahren und dem Patienten ggf. eine Eigenübung gezeigt werden.

Bei der Kontaktatmung in Rückenlage in Verbindung mit einer lautlosen Lippenbremse steigt auch das Sekret nach oben, der unproduktive Reizhusten im Rachen wird mit der Zeit produktiv. Der Patient darf aber nicht dem ersten Reiz nachgeben und anfangen zu husten, hier würde der Effekt verpuffen. Idealerweise sollte er den Hustenreiz für die

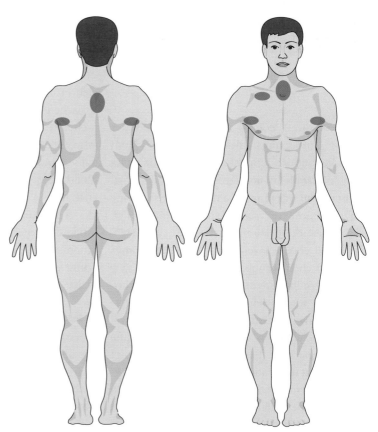

◘ **Abb. 3.11** Auskultationspunkte Lunge und Trachea. (Aus van Gestel u. Teschler 2010)

nächsten 3–4 Ausatmungen weiterhin mit einer lautlosen Lippenbremse unterdrücken, dann kann der Patient sehr gut produktiv abhusten.

Die Physiotherapie ist für die richtige Ausführung der Sekretolyse zuständig (die richtige Ausgangsposition wird in Rücksprache mit Arzt und Physiotherapeut ausgewählt). Die Sekretolyse kann nicht (nur) im Sitzen ausgeführt werden, denn das Sekret läuft nicht gegen die Schwerkraft »den Berg« nach oben. Ein Merkblatt mit der oder den gewünschten Ausgangspositionen ist hier genauso wie die Kommunikation mit dem Pflegepersonal hilfreich. Zur Sekretolyse sollte man sich die Schwerkraft zu Nutze machen. In der Thoraxchirurgie haben die Patienten zumeist durch ihre vorherige Raucherkarriere schon präoperativ Sekret zu mobilisieren. Hierzu ist es notwendig eine genaue Kenntnis der Anatomie und der vorangegangenen Operation zu haben und dementsprechend eine adäquate Lage zu wählen, um das Sekret am Effektivsten zu mobilisieren. Atelektasen sind im Röntgenbild des Thorax zu sehen und zu lokalisieren. Bei der Sekretolyse (Drainagelagerung) soll das Sekret mit Hilfe der Schwerkraft von den Bronchien in die Trachea bewegt werden. Das kann aber nur ab den Segmentbronchien passieren: Die Bronchien müssen so vertikal wie möglich gestellt werden, um den passiven Abfluss gewährleisten zu können, was aber auch von der Richtung der Bronchien abhängt.

Die oberen Atemwege müssen frei sein, ansonsten muss der Patient erst abhusten. Möglich und hilfreich ist es auch, dass der Patient vorab inhaliert. Dem Atemrhythmus des Patienten muss sich angepasst werden. Bei Bedarf können mechanische Vibration (im betroffen Segment) und/oder eine Phonation während der Ausatmung zum Einsatz kommen. Es ist möglich nur das betroffene Segment zu behandeln. Hierfür muss der Physiotherapeut die Lunge auskultieren (◘ Abb. 3.11).

Atemgeräusche (nach van Gestel u. Teschler 2010)

━ Physiologische Atemgeräusche
  - Bronchiale Atemgeräusche (Frequenz 500–4000 Hz – »Luft wird durch Röhre geblasen«)
  - Vesikuläre Atemgeräusche (100–600 Hz – »Blätterrascheln in Bäumen«)
━ Pathologische Atemgeräusche (wichtig ist hierbei, dass eine Pathologie dann vorliegt, wenn in der Lungenperipherie ein zentrales Atemgeräusch zu hören ist)
  - »Giemen« und »Brummen«: z. B. bei einer Bronchitis
  - »Rasseln«: überwiegend in der Inspirationsphase zu hören, z. B. bei einer Pneumonie (Knistern von Feuer)
  - »Pleurareiben« (Lederknarren): am besten endinspiratorisch zu hören; im akuten Stadium meistens von Schmerzen begleitet, chronisch schmerzlos, z. B. bei entzündlich infiltrierten Pleurablättern
  - »Kaum hörbar«: z. B. bei Pneumothorax

■■ **Behandlung der einzelnen Segmente**

Zur Behandlung der einzelnen Lungensegmente ist jeweils eine bestimmte Lagerung förderlich (◘ Tab. 3.1).

Während der Behandlung sollte der Physiotherapeut immer die Bilder der Lunge und des Bronchialbaumes vor Augen haben, dass er sich genau vorstellen kann wo das Sekret bzw. die Atelektase ist und wie der Weg aus dem Bronchialsystem verläuft (◘ Abb. 3.12).

■■ **Abhusten**

Der Patient muss auch wissen, dass er das Sekret abhusten muss, weil »stehendes« Sekret zu einer Pneumonie führen kann.

3

◘ Tab. 3.1 Lagerung für die Segmentbehandlung während der Sekretolyse

Lungenlappen	Segment	Lage des Segmentes	Empfohlene Lagerung
Rechter Oberlappen	Segment1 – apikal	Zwischen Klavikula und Spina scapulae	Sitz, leichte Lateralflexion der BWS zur Gegenseite
	Segment 2 – posterior	Obere Skapulahälfte	Sitz, leichte BWS-Flexion, leichte Lateralflexion der BWS zur Gegenseite
	Segment 3 – anterior	Unterhalb der Klavikula	Rückenlage, evtl. leichte BWS-Extension, leichte Lateralflexion BWS zur Gegenseite
Rechter Mittellappen	Segment 4 – lateral	Lateral am Thorax, Höhe Mamma, unterhalb Achsel	Seitenlage (obenliegend)
	Segment 5 – medial	Medial von Segment 4	Seitenlage (obenliegend)
Rechter Unterlappen	Segment 6 – posterior apikal (Fouler-Segment)	Untere Skapulahälfte	Bauchlage, Bauch mit Kissen unterlagert
	Segment 7 – parakartial	Wird mit Segment 9 mitbehandelt	
	Segment 8 – anterior basal	Unterhalb von den Segmenten 4 und 5	Rücken-/Seitenlage, Thorax- und Kopftieflage (ca. 45°)
	Segment 9 – lateral basal	Thorax, neben Segment 8	Seitenlage auf gesunder Seite, Thorax- und Kopftieflage (ca. 45°)
	Segment 10 – posterior basal	Unterhalb Skapula	Bauchlage, Thorax- und Kopftieflage (ca. 45°)

❯ **Wichtig ist es, dass der Patient, wenn er Sekret abhusten kann, dieses ausspuckt. Bitte auch kein Tuch ein zweites Mal benutzen lassen, da die Gefahr der Superinfektion besteht.**

▪▪ Trinkmenge
Der Patient sollte, wenn es keine Kontraindikation (z. B. Niereninsuffizienz) gibt, angehalten werden ausreichend zu trinken (mindestens 2 l täglich). Von großem Vorteil ist es auch, wenn der Patient seine Trinkmenge deutlich erhöht. Zu empfehlen sind hier Tees. Diese sind wärmer als unsere Körperkerntemperatur, somit findet schneller eine Vasodilatation der Gefäße statt. Hinweis: Grüner Tee, Roiboistee oder Schwarz-

tee entziehen dem Körper Wasser, das Sekret wird aus diesem Grund wieder zäh.

▪▪ Inhalation
Der thoraxchirurgische Patient sollte schon präoperativ inhalieren. Dazu reicht eine einfache NaCl-Lösung aus. Ansonsten ist ein Anticholinergikum mit einem Bronchospasmolytikum und NaCl-Lösung zu empfehlen (bei COPD-, Asthma- oder Entzündungspatienten).

Je besser das Sekret vor der Operation schon gelöst wird, umso leichter ist es für den Patienten, dieses nach der Operation abzuhusten. Nach der Operation bildet sich immer Sekret. Faktoren wie Vorerkrankungen oder das Rauchen spielen eine zusätzliche, nicht unwesentli-

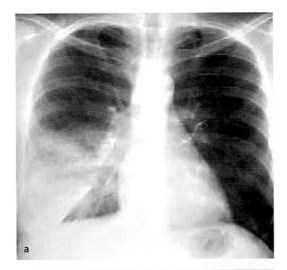

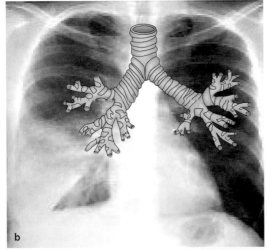

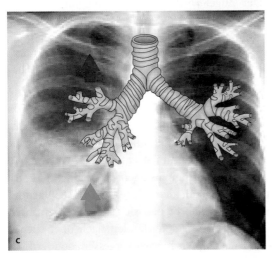

che Rolle. Postoperativ ist das Sekret noch sehr zäh und ggf. auch blutig, was nicht beunruhigen darf. Sinnvoll ist es, diese Tatsache auch schon präoperativ dem Patienten gegenüber zu erwähnen, um jeglicher Unsicherheit vorzubeugen.

Nach der Operation sollte die Inhalation zum Zweck der Hustenerleichterung weitergeführt werden. Auch hier reicht bei Patienten ohne Vorerkrankung, Raucherdasein oder steigendenden Entzündungsparametern die NaCl-Lösung aus. Es feuchtet das Sekret an und dieses ist somit besser abzuhusten.

■ **Hustentechniken**
» Der Husten ist ein Schutzreflex des Atmungssystems. Ausgelöst durch Reizung mechanischer, chemischer und thermischer Rezeptoren in der Trachea und den oberen Luftwegen. Sekret, Fremdkörper, Reizgase oder kalte Luft werden wirkungsvoll aus der Lunge transportiert. Zunächst wird nach einer tiefen Einatmung die Stimmritze reflektorisch geschlossen. Die Ausatemmuskeln spannen an und bauen eine große Druckdifferenz zwischen alveolärem und atmosphärischem Druck auf. Dann öffnet sich die Stimmritze plötzlich und die Ausatemluft strömt explosionsartig durch die Atemwege. Hierbei entstehen sehr große Drücke, die Trachea kann teilweise komprimiert werden, der Ausatemstrom erreicht Spitzengeschwindigkeit.
Bewirkt der Hustenreiz ein Abhusten von Sekret oder einem inhalierten Fremdkörper, spricht man von produktivem Husten. Unproduktiver Husten hingegen wird meist durch eine Reizung

◻ **Abb. 3.12a–c** Erklärungsmodell der Lagerungsdrainage. **a** Röntgenbild des Thorax. **b** Nun wird der Bronchialbaum stilisiert in dieses Bild gelegt. **c** Bei einer Kopftieflage als einziger Variante der Lagerungsdrainage ergibt sich – grob gesehen – die folgende Flussrichtung (*grüner Pfeil*: gewünscht, *roter Pfeil*: unerwünscht). Nicht alle Segmente lassen sich per Kopftieflage entleeren, doch ca. 2/3 der Segmentbronchien verlaufen abwärts. (Aus van Gestel u. Teschler 2010)

der Hustenrezeptoren verursacht, und nicht durch Fremdkörper oder Sekret hervorgerufen (Reizhusten, z. B. bedingt durch Pleuraerguss oder Entzündungsvorgängen oder Tumoren). Er führt nicht zum Abhusten. Auch ein zu schwacher Hustenstoß kann unproduktiv bleiben. Bei einem instabilen Bronchialsystem kann der hohe intrathorakale Druck die kleinen Atemwege komprimieren, die Bronchiolen kollabieren und dort haftendes Sekret wird zurückgehalten (retiniert). Die Kompression der Gefäße im Thorax belastet das Herz-Kreislauf-System und kann zu Schwindel und Hustensynkopen führen (Rutte u. Sturm 2010, S. 19). «

> Je tiefer das Sekret sitzt, desto tiefer und ruhiger müssen die Atemzüge sein. Je höher das Sekret sitzt, desto kürzer und evtl. leicht anstoßend sollten die Atemzüge sein.

Es gibt die antiobstruktiven Hustentechniken, welche mit geschlossen Lippen (v. a. von Vorteil in der Thoraxchirurgie postoperativ) oder einem Fausttunnel als Widerstand ausgeführt wird. Das »huffing« beschreibt auch einen positiven endexspiratorischen Druck, welcher aber nicht mit einem Überdruck zu beschreiben ist. Dies geschieht mit einer offenen Glottis, es wird kurz und kräftig ausgeatmet (als Beispiel: einen Spiegel anhauchen oder die Brille beim Putzen anhauchen).

Die »angepasste/dosierte Lippenbremse« sollte auch Erwähnung finden. Gerade bei einer Hyperinflation (»trapped air«) ist diese eine sehr gute Wahl. Um den Effekt zu verstärken, könnte man auch einen für den Patienten in der Länge und Durchmesser angepassten handelsüblichen Strohhalm (oder eine Verlängerung des O_2-Schlauch) verwenden.

Prinzipiell sollte ein Hustenreiz so lange wie möglich unterdrückt werden. Sonst besteht die Gefahr, dass das Sekret sich nur in einer Art Fahrstuhl bewegt, aber nie zum Ziel (dem Aus-

wurf) kommt. Jegliche Hustentechnik kann und sollte auch an der Hauptbifurkation des Tracheobronchialbaumes unterstützt oder forciert werden.

Der Patient soll präoperativ schon erlernen so schmerzarm wie möglich zu husten (◻ Abb. 3.13). Er soll seine Hand von der nichtoperierten Seite auf die OP-Wunde drücken, mit dem Oberarm der OP-Seite diese in der Position fixieren und mit geschlossenen Lippen husten. So hat der Thorax im Wundbereich weniger Beweglichkeit.

Der Patient kann aber auch seinen Brustkorb (über der OP-Wunde) mit einem Handtuch umfassen und dies vorne über Kreuz zuziehen und dann mit geschlossenen Lippen husten. Auch in dieser Position wird der Thorax (und der Wundbereich) während des Hustens gut fixiert. Geschlossene Lippen bremsen die Spitzengeschwindigkeit des Hustenstoßes im Rachen ab und verursachen so dem Patienten weniger Schmerzen während des Hustens (◻ Abb. 3.14).

Bei einer Sternotomie soll der Patient eine so fest wie möglich gewickelte Handtuchrolle gegen das Sternum pressen und ebenso mit geschlossenen Lippen husten.

■ **Zügel**

Der Zügel wird als Aufstehhilfe für den Patienten an seinem Bett angebracht. Er wird am Bettende auf der OP-Seite fixiert. Dies hat den Vorteil, dass der Patient den schmerzärmeren Weg zum Aufstehen hat (das Wundgebiet wird kürzere Zeit unter Stress gebracht) und das Thoraxdrainagesystem kommt nicht auf Zug. Von Vorteil ist es auch, wenn man den Nachttisch (z. B. für die Mobilisation zum Essen) auf die OP-Seite stellt und der Patient »gezwungen« ist, auf diese Seite aufzustehen. Der Patient soll sich dynamisch mit dem Zügel aus Rückenlage im Bett aufsetzen. Er darf sich nicht an dem Zügel statisch mit beiden Händen nach oben ziehen und das Atmen hierbei vergessen, sondern der

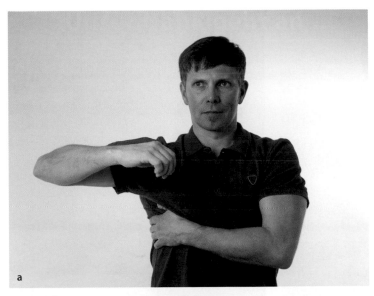

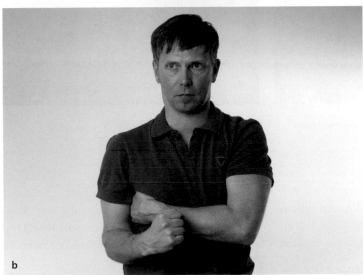

□ Abb. 3.13a,b Erlernen der Hustentechnik präoperativ

Patient soll abwechselnd seine Hände nacheinander an dem Zügel Richtung Bettende bewegen und dabei weiteratmen. Das ganze Vorgehen ist schnell und dynamisch und somit auch weniger schmerzhaft im Vergleich zu langsamer oder statischer Ausführung (□ Abb. 3.15).

Am besten stellt man das Kopfteil des Betts an, dass der Weg aus der Rückenlage nicht zu lang für den Patienten ist und er somit auch Kräfte sparen kann. Ist der Patient in einer Art Langsitz angekommen, muss er nur noch die Beine aus dem Bett auf der OP-Seite bewegen und auf seinem Gesäß drehen (Vorsicht beim Abstützen mit den Händen auf dem Bett, dass der Schlauch der Thoraxdrainage nicht unter Zug kommt – das wird ansonsten vom Patient

3

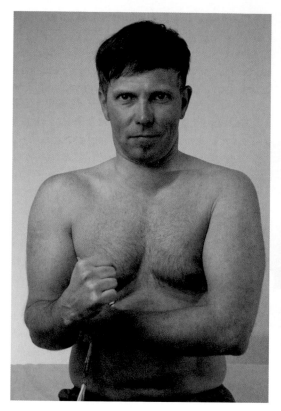

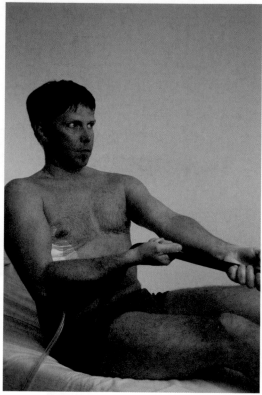

◻ **Abb. 3.14** Hustentechnik mit Thoraxdrainage (post-operativ)

◻ **Abb. 3.15** Aufstehen aus dem Bett mit Zügel

gleich schmerzhaft bemerkt). Der Zügel wird von den Patienten als sehr hilfreich und erleichternd empfunden.

> ❯ Der Ablauf des Aufstehens mit dem Zügel muss mit dem Patienten vor der Operation unbedingt geübt werden, damit dieser verinnerlicht werden kann. Vor allen Dingen bei älteren Patienten ist dies von großem Vorteil.

■ **Thoraxmobilisation**

Eine Thoraxdrainage stellt keine Kontraindikation für die Thoraxmobilisationen dar. Es ist sehr wichtig für den gesamten Thorax und seine Funktionen, dass der Patient sich »normal« bewegt. Ein vom Patienten selbst »steifgemachter«

Brustkorb (eine Schonhaltung entsteht meist durch eine aktive Abwehrspannung der Muskulatur und das »sich nicht trauen, den Thorax zu bewegen«) bringt vor allem postoperativ Schmerzen mit sich.

Wenn im präoperativen Befund schon eine Hypomobilität des Thorax festgestellt wird, ist es sinnvoll sofort mit den Thoraxmobilisationen zu beginnen. Postoperativ zeigt sich meistens, dass die Mobilität noch mehr eingeschränkt ist (Schonhaltung, Angst etc.). Bei den Thoraxmobilisationen sollte man nur zielorientiert arbeiten. Im Sicht- und Palpationsbefund und auch bei der Kontaktatmung liegt einer der Schwerpunkte darauf, dass der Physiotherapeut die weniger beweglichen Strukturen feststellt und darauf seine Therapieansätze festlegt.

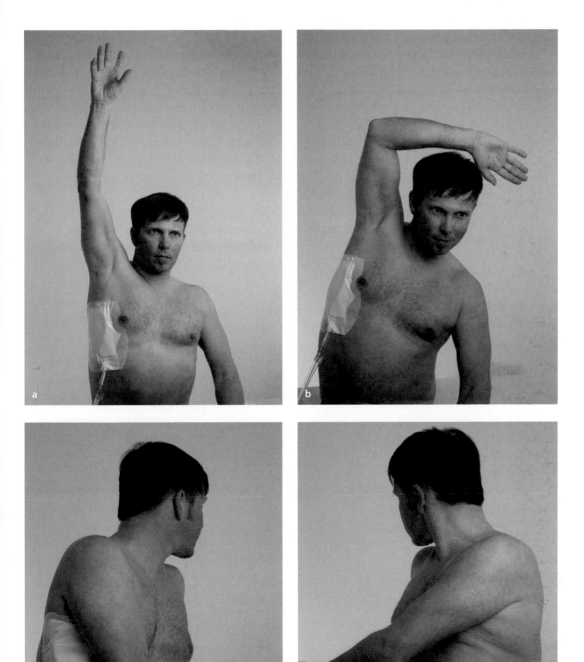

◨ **Abb. 3.16a–d** Aktive Thoraxmobilisation im Sitzen. **a** Extension obere Extremität mit Thoraxextension, **b** Lateralflexion Thorax, **c** Linksrotation Thorax, **d** Rechtsrotation Thorax

3

▪▪ Aktive Thoraxmobilisation

Aktive Thoraxmobilisationen sind im Sitz oder im Stand möglich: Durch eine erhöhte körperliche Belastung erfolgt ein stärkerer Einatemimpuls durch das Atemzentrum. Die verbesserte Thoraxmobilität ergibt eine Brustraumerweiterung, was auch eine Zunahme des Lungenvolumens (und des Bronchialquerschnitts) ergibt – das inspiratorische Reservevolumen wird genutzt. Bei der Ausatmung während der Belastung wird die Retraktionskraft der Lunge durch den Einsatz der Ausatemmuskulatur unterstützt.

» Der intrapulmonale Druck steigt aufgrund der Muskelaktivität stärker an als bei der Ausatmung in Ruhe. Das Lungenvolumen (und der Bronchialquerschnitt) werden verkleinert – das exspiratorische Reservevolumen wird genutzt (Rutte u. Sturm 2010, S. 12). **«**

Als Motivation für den Patienten kann der »Coach2« (▶ Abschn. 3.5.1) eingesetzt werden: Vor den aktiven Thoraxmobilisationen wird der Wert der ml-Anzeige notiert und nach diesen mit dem erreichten neuen Wert verglichen – dieser wird deutlich größer sein (◘ Abb. 3.16):

- Flexion und Extension, auch in Kombination mit der Atmung
- Lateralflexion rechts und links, auch in Kombination mit der Atmung
- Rotation rechts und links, auch in Kombination mit der Atmung

Übungsvarianten mit Geräten wie Stab o. Ä. sind ebenso gut möglich.

▪▪ Passive Thoraxmobilisation

Die passiven Thoraxmobilisationen führt in den meisten Fällen der Physiotherapeut aus:
- Manuelle Therapie
- Dehnungen der Atem(hilfs)muskulatur in verschiedenen Ausgangsstellungen, auch als Eigenübungen
  - Inspiratorische Atemmuskeln: Diaphragma, Mm. scaleni

  - Inspiratorische Atemhilfsmuskulatur: Mm. intercostales externi et interni (pars intercartilaginei), M. pectoralis major, M. sternocleidomastoideus
  - Exspiratorische Atemhilfsmuskulatur: Mm.intercostales interni, M. rectus abdominis, Mm. obliqui externus et internus abdominis, M. transversus abdominis
- Dehnlagerungen in verschiedenen Ausgangsstellungen

Die Eigendehnungen der Atem(hilfs)muskulatur können dem Patienten als Merkblatt gegeben werden.

3.1.2 Ambulante Physiotherapie

Die physiotherapeutische Vorbereitung zur OP kann ambulant erfolgen. Dies kann z. B. simultan zu den ebenfalls ambulant durchgeführten präoperativen Untersuchungen stattfinden. Der Patient soll nicht in der ersten Therapieeinheit mit allen Themen überfordert werden. Es steht in der ambulanten Vorbereitung deutlich mehr Zeit zur Verfügung als in der stationären.

Beispiel: Patient kommt 3-mal ambulant zur präoperativen Vorbereitung vor einer Lobektomie des rechten Oberlappens. Er erhält ein Merkblatt, auf dem alle Übungen und Geräte erklärt sind.
1. Therapieeinheit: Dem Patienten wird erklärt, warum er Physiotherapie erhält. Es sollte das Lungenvolumen und das Lungengewebe und dessen Dehnfähigkeit zur Sprache kommen (»legales Doping« für das Lungengewebe). Dem Patienten wird hier schon erläutert, dass er postoperativ beim Atmen, auch bei der tiefen Einatmung keine Schmerzen haben darf. Er erhält einen inspiratorischen Atemtrainer. Bei Bedarf wird auch ein Gerät für die Sekretolyse ausgegeben. Hier muss natürlich auch erklärt werden, warum die Sekretolyse schon präoperativ sehr wichtig ist und welche Bedeutung

sie postoperativ hat. Ein angepasstes Hausaufgabenprogramm ist selbstverständlich.

2. Therapieeinheit: Der Patient lernt die Kontaktatmung in Rückenlage und in Seitenlage links (mit der zu operierende Seite oben) mit dem rechten Arm über den Kopf als Dehnlagerung kennen und spüren. Dem Patienten muss auch die Angst genommen werden, dass hier etwas postoperativ »kaputt gehen« kann, denn diese Übung wird bereits am ersten postoperativen Tag so ausgeführt. Es stehen aktive Thoraxmobilisationen und auch Dehnungen auf dem Programm. Der Physiotherapeut sollte, wenn notwendig, spätestens hier mit den Zwerchfellmobilisationen und den Weichteiltechniken beginnen. Der Patient erhält wiederum ein individuelles Hausaufgabenprogramm.

3. Therapieeinheit: Es wird nochmals durchgesprochen, was bis jetzt geübt worden ist und nochmals überprüft. Der Patient hat spätestens heute viele Fragen, die auch beantwortet werden sollten. Dem Patient wird die Hustentechnik beigebracht und geübt, wie die Mobilisation postoperativ aus dem Bett von statten geht. Ihm wird auch erklärt, warum er am Operationstag abends noch mobilisiert wird und schnellstmöglich selbstständig mobil sein soll. Auch jetzt gibt es wieder Hausaufgaben.

Wird dann der Patient stationär aufgenommen, muss lediglich der Zügel an das Bett angebracht werden und dem Patienten die Mobilisation aus dem Bett gezeigt werden.

3.1.3 »Physiotherapeutisches Trainingslager«

In seltenen Fällen (Lungenfunktion grenzwertig, Sekretverhalt, Kraft- und Ausdauerdefizit) wird auch mal ein Patient zu einem »Trainingslager« präoperativ aufgenommen. Meist wird diese lange präoperative stationäre Aufnahme bei Patienten erfolgen, bei denen auch eine Nikotinentwöhnung unter stationären Bedingungen erfolgen muss. Dabei wird auch anhand von der Lungenfunktion und den Blutgasen im Verlauf die Entscheidung für oder gegen eine Operation abgewogen (◨ Abb. 3.17). Der Thoraxchirurg möchte hier auch detaillierte Informationen über den Therapieverlauf.

Es sollte einmal am Tag eine physiotherapeutische Behandlung stattfinden, welche genau auf die Bedürfnisse des Patienten abgestimmt ist. Außerdem sollte der Patient über diesen ganzen Zeitraum jeden Tag an der Atemtherapiegruppe im Haus teilnehmen. Der Patient erhält ebenso ein individuelles Trainingsprogramm, welches in einem Trainingsplan fixiert ist. So ist gewährleistet, dass der Patient jede Stunde seine festen Trainingszeiten hat und auf ihn zugeschnittene Übungen absolvieren kann. Jederzeit ist es erlaubt und möglich, diese zu modifizieren oder zu forcieren, also anzupassen.

> **Ein besonderes Augenmerk sollte auch auf die Ausdauerleistung des Patienten gelegt werden. Bei Bedarf sollte der Patient bei dem Ausdauertraining sein β-Sympathomimetikum dabei haben, denn die vermehrte Belastung bringt eine Erhöhung der Atemfrequenz und kann bei dem Patienten mit belastungsabhängiger Obstruktion der Atemwege die Verengung evtl. verstärken.**

Warum soll ein Ausdauertraining in der Vorbereitung zu einer thoraxchirurgischen Operation stattfinden?

>> Die aerobe Kapazität (die maximale Sauerstoffaufnahme) und die anaerobe Kapazität (sauerstoffunabhängige Energiegewinnung aus der Phosphatausnutzung unter Bildung von Laktat) sollen gesteigert werden. Ebenso reagiert das kardiopulmonale System vielfältig auf das Ausdauertraining (Rutte u. Sturm 2010, S. 25).

3

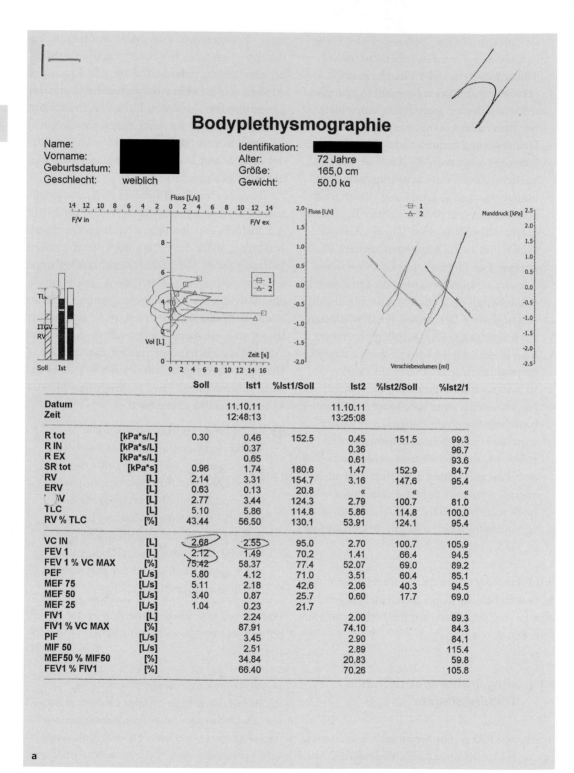

Bodyplethysmographie

Name:		Identifikation:	
Vorname:		Alter:	72 Jahre
Geburtsdatum:		Größe:	165,0 cm
Geschlecht:	weiblich	Gewicht:	50,0 kg

		Soll	Ist1	%Ist1/Soll	Ist2	%Ist2/Soll	%Ist2/1
Datum			11.10.11		11.10.11		
Zeit			12:48:13		13:25:08		
R tot	[kPa*s/L]	0.30	0.46	152.5	0.45	151.5	99.3
R IN	[kPa*s/L]		0.37		0.36		96.7
R EX	[kPa*s/L]		0.65		0.61		93.6
SR tot	[kPa*s]	0.96	1.74	180.6	1.47	152.9	84.7
RV	[L]	2.14	3.31	154.7	3.16	147.6	95.4
ERV	[L]	0.63	0.13	20.8	«	«	«
?V	[L]	2.77	3.44	124.3	2.79	100.7	81.0
TLC	[L]	5.10	5.86	114.8	5.86	114.8	100.0
RV % TLC	[%]	43.44	56.50	130.1	53.91	124.1	95.4
VC IN	[L]	2.68	2.55	95.0	2.70	100.7	105.9
FEV 1	[L]	2.12	1.49	70.2	1.41	66.4	94.5
FEV 1 % VC MAX	[%]	75.42	58.37	77.4	52.07	69.0	89.2
PEF	[L/s]	5.80	4.12	71.0	3.51	60.4	85.1
MEF 75	[L/s]	5.11	2.18	42.6	2.06	40.3	94.5
MEF 50	[L/s]	3.40	0.87	25.7	0.60	17.7	69.0
MEF 25	[L/s]	1.04	0.23	21.7			
FIV1	[L]		2.24		2.00		89.3
FIV1 % VC MAX	[%]		87.91		74.10		84.3
PIF	[L/s]		3.45		2.90		84.1
MIF 50	[L/s]		2.51		2.89		115.4
MEF50 % MIF50	[%]		34.84		20.83		59.8
FEV1 % FIV1	[%]		66.40		70.26		105.8

a

◻ **Abb. 3.17a** Lungenfunktion Beginn »Trainingslager«

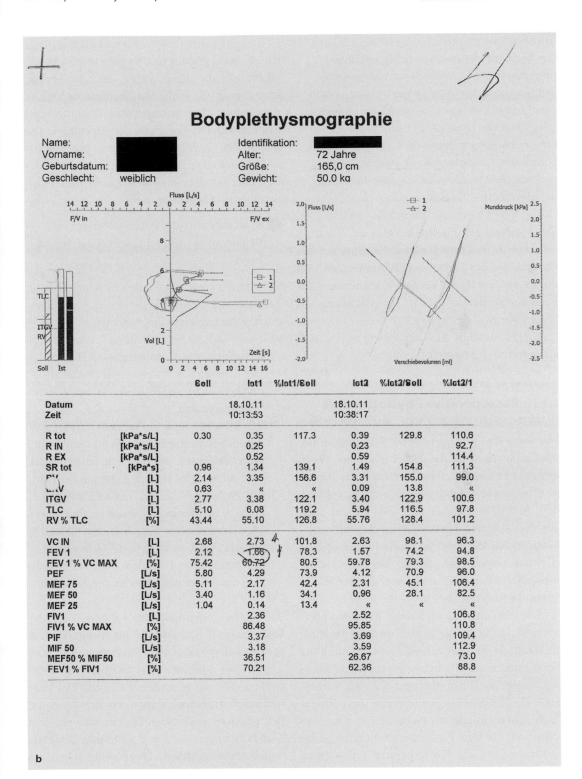

Bodyplethysmographie

Name:		Identifikation:	██████████
Vorname:		Alter:	72 Jahre
Geburtsdatum:		Größe:	165,0 cm
Geschlecht:	weiblich	Gewicht:	50,0 kg

		Soll	Ist1	%Ist1/Soll	Ist2	%Ist2/Soll	%Ist2/1
Datum			18.10.11		18.10.11		
Zeit			10:13:53		10:38:17		
R tot	[kPa*s/L]	0.30	0.35	117.3	0.39	129.8	110.6
R IN	[kPa*s/L]		0.25		0.23		92.7
R EX	[kPa*s/L]		0.52		0.59		114.4
SR tot	[kPa*s]	0.96	1.34	139.1	1.49	154.8	111.3
RV	[L]	2.14	3.35	156.6	3.31	155.0	99.0
ERV	[L]	0.63	«	«	0.09	13.8	«
ITGV	[L]	2.77	3.38	122.1	3.40	122.9	100.6
TLC	[L]	5.10	6.08	119.2	5.94	116.5	97.8
RV % TLC	[%]	43.44	55.10	126.8	55.76	128.4	101.2
VC IN	[L]	2.68	2.73	101.8	2.63	98.1	96.3
FEV 1	[L]	2.12	1.66	78.3	1.57	74.2	94.8
FEV 1 % VC MAX	[%]	75.42	60.72	80.5	59.78	79.3	98.5
PEF	[L/s]	5.80	4.29	73.9	4.12	70.9	96.0
MEF 75	[L/s]	5.11	2.17	42.4	2.31	45.1	106.4
MEF 50	[L/s]	3.40	1.16	34.1	0.96	28.1	82.5
MEF 25	[L/s]	1.04	0.14	13.4	«	«	«
FIV1	[L]		2.36		2.52		106.8
FIV1 % VC MAX	[%]		86.48		95.85		110.8
PIF	[L/s]		3.37		3.69		109.4
MIF 50	[L/s]		3.18		3.59		112.9
MEF50 % MIF50	[%]		36.51		26.67		73.0
FEV1 % FIV1	[%]		70.21		62.36		88.8

b

◘ Abb. 3.17b Lungenfunktion nach 1 Woche »Trainingslager«

3

Am besten wird in der Dauermethode trainiert. Das heißt in einer kontinuierlichen Belastung ohne Pause. Die gleichbleibende Geschwindigkeit bedeutet eine gleichbleibende Belastung aller Organe. Die Energiebereitstellung ist vorwiegend aerob. Im Laufe der Zeit findet eine körperliche Anpassung statt und der Reizumfang kann zunehmen. Zu beobachten sind hier vor allem der Puls, die Atemfrequenz, die Atemform (Rutte u. Sturm 2010, S. 146f) **«**

Der Patient wird angeleitet, wie er sich belasten soll und in welchem Umfang. Es muss auf das Gangtempo des Patienten geachtet werden und dieses ggf. korrigiert werden. Zudem muss der Patient erlernen wie er in der Belastung am besten atmet.

Gegebenenfalls muss der Patient lernen, den eigenen Puls zu messen.

3.2   Postoperative Physiotherapie

Das erste Ziel postoperativ bei Patienten in der Thoraxchirurgie ist die Prävention einer Pneumonie. Auch aus diesem Grund soll der Patient so schnell wie möglich selbstständig mobil werden. Selbstverständlich wird der Patient auch aus den üblichen Herz-Kreislauf-Aspekten mobilisiert. Für die Pneumonieprophylaxe ist eine effektive Sekretolyse, die in der Regel schon präoperativ beginnen sollte, von größter Wichtigkeit (▶ Abschn. 3.1.1).

Die Physiotherapie hilft dem Patienten postoperativ, seine Lunge ausreichend zu belüften, sie dadurch effizient auszudehnen wodurch die beste Pneumonieprophylaxe gegeben ist. Außerdem sorgt die Physiotherapie für eine verbesserte Thoraxmobilität postoperativ, was teilweise auch schon präoperativ begonnen wurde. Dies alles soll für den Patienten schmerzfrei stattfinden, wobei die Physiotherapie selbst einen Großteil zur Schmerzlinderung und Schmerzfreiheit beiträgt.

Die Physiotherapie in der Thoraxchirurgie hat ein breites Spektrum. Es geht hier nicht nur alleine um die Atemtherapie und die Mobilisation, auch die manuelle Therapie findet hier Anwendung. Die postoperative Physiotherapie beginnt am OP-Tag nach der Operation. Die Arbeit der Physiotherapie kann postoperativ schon im Aufwachraum bzw. auf der Wachstation oder der Intensivstation (nach einem großen Eingriff) beginnen.

> Es ist sehr wichtig, dass der Patient von Beginn an tief und schmerzfrei durchatmen kann.

Sieht der Physiotherapeut den Patienten am OP-Tag auf Station (Intensivstation, Station), überprüft er die Lagerung des Patienten:
— Eine mögliche Schonhaltung soll sofort unterbunden bzw. vermieden werden.
— Die Atmung des Patienten wird beurteilt und ggf. verbessert, z. B. durch eine Zwerchfelltonusregulation.
— Zudem wird mit dem Patienten bei vorhandenem Sekret abgehustet. Wenn der Patient hustet dehnt sich der operierte Lungenflügel sehr gut aus. Das Husten gelingt in der frühen Phase nach der Narkose sehr gut und einfach. Da dies in den ersten postoperativen Tagen nach großen Eingriffen erst einmal schwerer wird, sollte man die Gelegenheit gleich nutzen und mit dem Patienten zusammen das Sekret mobilisieren und abhusten.

Bei einem Aufenthalt des Patienten auf der Wachstation bzw. auf der Intensivstation organisiert der zuständige Physiotherapeut den Atemtrainer und/oder das oszillierende PEP-Gerät und bringt es zu dem Patienten. Der Physiotherapeut überprüft auch, ob der Zügel am Bett positioniert ist. Nach Rücksprache mit dem Thoraxchirurgen wird der Zeitpunkt der Erstmobilisation festgelegt. Diese sollte schon am Abend des OP-Tages, entweder mit der Pflege und/oder der Physiotherapie stattfinden.

> ❯ Die Frühmobilisation ist sehr wichtig für den Patienten. Durch die Frühmobilisation wird das Risiko von verschiedenen Komplikationen (Thrombose, Lungenembolie, Pneumonie etc.) deutlich gesenkt. Der Patient profitiert in seiner Genesung von der frühen Selbstständigkeit.

Die basalen Lungenabschnitte werden in einer aufrechten Körperposition mehr belüftet und das evtl. vorhandene Sekret kann nach körperlicher Aktivität besser abgehustet werden:

- Das Frühstück am 1. postoperativen Tag sollte der Patient an der Bettkante einnehmen. Die Physiotherapie macht mit dem Patienten die ersten Schritte im Zimmer. Die Pflege begleitet den Patienten je nach Kreislaufsituation auf das WC. Am 1. postoperativen Tag ist es zwingend erforderlich, dass die Physiotherapie Rücksprache mit der zuständigen Pflegekraft des Patienten hält.
- Spätestens am 2. postoperativen Tag sollte der Patient den Toilettengang alleine bewältigen und im Zimmer selbstständig mobil sein. Der Physiotherapeut geht mit dem Patienten das erste Mal auf dem Gang »spazieren«.
- Am 3. postoperativen Tag soll der Patient komplett selbstständig mobil sein.

> ❯ Die Sekretolyse ist postoperativ sehr wichtig. Das Sekret darf nicht im Bronchialbaum stehen. Es würden sich Atelektasen bilden und die Lunge hätte einen verminderten Gasaustausch.

Am 1. und 2. postoperativen Tag ist das Sekret je nach Größe des Eingriffs sehr zäh und für den Patienten schwer abzuhusten. Die Physiotherapie muss nun gute Arbeit mit dem Patienten leisten, was auch teilweise eine mehrmalige Anwesenheit bei dem Patienten erfordert.

Bei der Auskultation würde man bei einem proximalen Sekretstau (Trachea, Stamm- und Lappenbronchien) tieffrequente Geräusche hören. In den distalen Abschnitten etwas höhere Frequenzen um ca. 400 Hz (Totraumbereich) und in den peripheren Abschnitten noch höhere Frequenzen um ca. 600–800 Hz (alles, was am Gasaustausch beteiligt ist).

Bei einem proximalen Sekretstau arbeitet der Physiotherapeut mit dem Patienten zusammen mit einem beschleunigten Ausatemfluss (BAF). Bei der Kontaktatmung in Seitenlage beginnt postoperativ der Sekretfluss meist spontan, da ein kraniokaudaler Zug auf die Atemwege stattfindet und die oberen Atemwege sich dabei öffnen. Hat der Patient das erste Mal abgehustet, werden die nächsten Male einfacher und schmerzfreier sein. Es sollte präventiv postoperativ mit einer 0,9 %igen NaCl-Lösung inhaliert werden, dass das Sekret flüssiger wird, der Sekretfluss angeregt wird und eine verbesserte Spasmolyse stattfindet.

Parallel zur Inhalation kann auch ein oszillierendes PEP-Gerät eingesetzt werden. Der Patient setzt zum Ausatmen die Inhalation ab und atmet über das oszillierende PEP-Gerät aus. Ohne oszillierendes PEP-Gerät atmet der Patient nach einer kurzen Apnoe mit der lautlosen Lippenbremse aus. Die Inhalation sollte auch in verschiedenen Ausgangsstellungen ausgeführt werden, dass das mitunter gegebene Medikament an der betroffenen Stelle im Bronchialsystem ankommt.

Die eigentliche Sekretolyse kann nicht im Sitzen stattfinden, das Sekret fließt nicht entgegengesetzt der Schwerkraft. Falls die Pflege eine mechanische Vibration einsetzt, sollte dies nur in Rücksprache mit dem behandelnden Physiotherapeuten erfolgen, der genau weiß, in welchem Segment das Sekret sich befindet und welche Lagerung hierfür notwendig ist (▶ Abschn. 3.1.1). Die Ziele der physiotherapeutischen Behandlung müssen postoperativ neu definiert bzw. angepasst werden.

3

3.2.1 Atemtherapiegruppe in der stationären Thoraxchirurgie

Für die Patienten wird die Atemtherapiegruppe einmal täglich zu einem festen Zeitpunkt angeboten. Sie wird in einem Raum abgehalten, der von den Patienten selbstständig erreicht werden soll. Der Raum soll mit einer Möglichkeit zum Lüften und zum Sauerstoffanschluss sowie mit einer Notfallklingel ausgestattet sein. Als Sitzmöglichkeiten für die Patienten sind Stühle mit Armlehnen erforderlich. Hocker sind ungeeignet, denn in den Ruhepausen während der 30-min-Therapieeinheit sollten die Patienten sich auch wirklich ausruhen können. Außerdem müssen Wasser zum Trinken und Papiertücher (für das Abhusten von Sekret) bereitstehen.

Geeignet ist die Gruppe für Patienten, die postoperativ schon selbstständig mobil und kreislaufstabil sind. Außerdem ist sie ein Teil des »physiotherapeutischen Trainingslagers« (▶ Abschn. 3.1.3). Die Gruppe kann auch für pneumologische oder konservativ zu behandelnde Patienten (beispielsweise Ersterereignis bei Pneumothorax, Patienten mit Rippenfrakturen) genutzt werden. Der zuständige Physiotherapeut entscheidet zusammen mit dem Thoraxchirurgen bzw. dem behandelnden Arzt über die Teilnahme in der Gruppe. Die Gruppe kann parallel zur Einzelphysiotherapie stattfinden. Die Inhalte der Atemtherapiegruppe sind auf die Atemwahrnehmung, die Thoraxmobilität und auch die Ausdauer bzw. Kraft ausgerichtet. Die Mitnahme des Atemtrainers ist nicht erforderlich, da ansonsten der Wettkampfgedanke im Vordergrund stünde (»wer schafft mehr«) und die kontrollierte, tiefe Einatmung würde nicht mehr im Mittelpunkt stehen.

Zu Beginn der Gruppe werden die Teilnehmer namentlich vorgestellt. Die Patienten lernen so auch »Leidensgenossen« kennen und können ihre Erfahrungen austauschen. Die Patienten sehen, dass sie mit ihrer Erkrankung nicht alleine dastehen. Außerdem ist es motivierend, zu sehen, was jeder selbst schon erreicht hat und erreichen kann.

- **Möglicher Ablauf der Atemtherapiegruppe**
- **Erste Phase**

Die Patienten sollen zu Beginn der Gruppe erst einmal »ankommen«. Die Beruhigung der Atmung steht im Vordergrund. Im angelehnten Sitz wird mit der abdominalen Atmung begonnen. Zur Atemwahrnehmung und -vertiefung wird dies in Form einer Kontaktatmung gemacht. Danach werden die Hände zur Kontaktatmung auf die unteren Rippenabschnitte gelegt, um hier genauso eine Kontaktatmung durchzuführen. Anschließend werden die Hände erst auf den einen Hemithorax und dann auf den anderen Hemithorax für die abschließende Atemübung gelegt. Die Aufwärmphase darf 5 min in Anspruch nehmen. Danach kann ein lockeres Gespräch als Pause stattfinden.

- **Zweite Phase**

Die zweite Phase der Therapieeinheit ist der Thoraxmobilisation gewidmet. Im Vordergrund stehen dynamische Bewegungsabläufe der oberen Extremitäten in Kombination mit der Atmung. Die Übungen erfolgen im Sitzen.

1. Der linke Arm wird mit geöffneter Hand in Richtung Zimmerdecke bewegt, hierbei sollen die Patienten einatmen.
2. Oben angekommen, wird die Faust geschlossen und der Arm wieder nach unten bewegt. Währenddessen wird ausgeatmet. Diese Bewegung geht langsamer von statten als die Flexion, da die Ausatmung auch hier doppelt so lange wie die Einatmung dauern soll. Die lautlose Lippenbremse ist obligatorisch.
3. Es folgt der Bewegungsablauf mit dem rechten Arm.
4. Jeder Patient folgt seinem eigenem Atemrhythmus. Der Physiotherapeut kann sich nach ein paar Abfolgen ausklinken und zur aktiven Kontrolle der Patienten übergehen.

Weiter geht es mit der nächsten dynamischen Bewegungsabfolge in Kombination mit der Atmung in Lateralflexion.

1. Der linke Arm wird über den Kopf genommen, dass die Finger das Ohr der gegenüberliegenden Seite berühren.
2. Der Oberkörper wird zur Seite geneigt, um die freie Rippen (in diesem Fall links) noch mehr zu öffnen.
   - Variante a) Die Einatmung findet während der gesamten Bewegung statt.
   - Variante b) Die Atmung findet erst in der Endposition statt und kann dann auch mehrmals ausgeführt werden.
3. Der Arm wird wieder nach unten geführt und währenddessen ausgeatmet (bei Variante a). Bei Variante b wird einfach nur der Arm in die Ausgangsposition gebracht.
4. Jeder Patient folgt seinem eigenem Atemrhythmus. Der Physiotherapeut kann sich nach ein paar Abfolgen ausklinken und zur aktiven Kontrolle der Patienten übergehen.

Die nächste dynamische Bewegungsabfolge findet in Kombination mit der Atmung in **Rotation** statt.
1. Der Oberkörper wird nach links gedreht während der Einatmung. Die Arme werden in die gleiche Richtung mitgenommen. Der Kopf dreht ebenfalls mit.
2. Bei der Ausatmung geht der Patient in die Ausgangsstellung zurück. Kurze Pause in dieser Position.
3. Danach wird der Oberkörper nach rechts gedreht.
4. Jeder Patient folgt seinem eigenem Atemrhythmus. Der Physiotherapeut kann sich nach ein paar Abfolgen ausklinken und zur aktiven Kontrolle der Patienten übergehen.
5. Variante: Der Patient dreht zuerst den Oberkörper, atmet dann in der Rotationsposition ein und aus. Dies kann ein paar Mal wiederholt werden.

Zwischen diesen einzelnen Elementen wird immer mal wieder eine Pause zum Atmen eingelegt. Zur Erholung bietet sich der Kutschersitz oder der angelehnte Sitz in Verbindung mit der Bauchatmung an. Die einzelnen Elemente können auch mehrmals wiederholt werden. Für den zweiten Abschnitt sind 10 min exklusive Pausen einzuplanen.

■ ■ **Dritte Phase**
Im dritten Abschnitt legt der Physiotherapeut Wert auf Kräftigung und Ausdauer. Dies kann im Sitzen oder im Stehen stattfinden.
Beispiele im Sitzen (das Atmen wird während der Anstrengung nicht unterbrochen):
- Radfahren, auch rückwärts. Progression: freier Sitz
- In Kombination mit der Atmung M. quadriceps-Kräftigung. Progression: freier Sitz
- Treppen steigen. Progression: freier Sitz
- Theraband-Übungen für obere Extremität

Beispiele im Stand (das Atmen wird während der Anstrengung nicht unterbrochen):
- Kniebeugen. Progression: freier Stand
- Einbeinstand. Progression: freier Stand
- Gehen auf der Stelle mit hohem Knie. Progression: freier Stand
- Aktiver Armeinsatz

Für diesen letzten Abschnitt der Atemtherapiegruppe sollte man 5 min exklusive der Pausenzeiten einplanen. Als Abschluss der Gruppe wird zur Atem- und Pulsberuhigung nochmals eine abdominale Atemwahrnehmung im Sitz durchgeführt. Die Patienten müssen in der Lage sein, die Gruppe wieder selbstständig zu verlassen und sollten sich anschließend eine Ruhephase in ihrem Zimmer gönnen.

3.2.2 Poststationäre Physiotherapie

Bei der Entlassung des thoraxchirurgischen Patienten nach Hause muss die weitere physiotherapeutische Betreuung geklärt sein. Ist es nicht möglich den Patienten in der physiotherapeutischen Ambulanz in der Klinik weiter zu behandeln, muss der zuständige Physiotherapeut dem Patienten für den weiterbehandelnden Physiotherapeuten einen aktuellen Befund sowie eine Weiterbehandlungsempfehlung ausarbeiten. Der weiterbehandelnde Physiotherapeut muss auch eine Kontaktadresse für auftretende Rückfragen erhalten.

Der Patient muss auch für zu Hause ein individuelles Übungsprogramm erhalten. Dies sollte nicht nur die Atemtherapie enthalten, sondern auch auf die Kondition und die Beweglichkeit des Rumpfes abzielen. Ziel ist es, dass der Patient 4 Wochen nach der Operation mindestens 30 min in der Ebene gehen kann. In der Physiotherapieambulanz werden die Eigenübungen kontrolliert, angepasst und neue Übungen erlernt.

Die Atemtechnik, Atemmechanik, der Gewebetonus und die Zwerchfellaktivität muss der Physiotherapeut 1- bis 2-mal in der Woche kontrollieren und kann bei Auffälligkeiten sofort dem zuständigen Arzt Rückmeldung geben. Ebenso muss immer nach der Schmerzsituation gefragt werden, denn weiterhin gilt: Der Patient darf bei der tiefen Inspiration keine Schmerzen haben. In der poststationären Physiotherapie werden auch praktische Alltagstipps von dem Physiotherapeuten gegeben und Fragen aus dem Alltag des Patienten beantwortet.

3.2.3 Physiotherapiebefund

In der Thoraxchirurgie muss zwischen einem präoperativen Befund und einem postoperativen Befund unterschieden werden. Die relevanten Eckpunkte sind gerade die, die sich perioperativ deutlich verändern. Das Gewicht, die Medikamente, die Nebendiagnosen, Pulsfrequenz und Blutdruck und die Hilfsmittel sind aus den Unterlagen des Patienten zu entnehmen. Diese Faktoren werden während des stationären Aufenthaltes des Patienten teilweise täglich mehr-

mals von der Pflege dokumentiert und müssen für die Physiotherapie einsehbar sein.

- ■ **Präoperativer Befund**
- ■ ■ **Anamnese mit relevanten Nebendiagnosen**
- ▬ Diagnose, OP, OP-Termin
- ▬ Labor: Blutgase
- ▬ Röntgen, CT, MRT, Lungenfunktion
- ▬ Pulsoxymetrie
- ▬ Bisherige Belastbarkeit: Der Patient in der Thoraxchirurgie ist außer bei einem großen Pleuraerguss, fast immer gut mobil. Alles andere würde die OP-Indikation und -möglichkeit in Frage stellen.

Die im Folgenden aufgelisteten Fragen müssen bei jedem Patienten gestellt und die Antworten dokumentiert werden.

Fragen zur Belastbarkeit und Mobilität

- ▬ Konnte der Patient noch Treppen steigen, noch Spaziergänge machen oder Radfahren? In diesem Fall ist der Patient in einem zu definierenden Umfang belastbar und für die postoperative Phase entsprechend gut gerüstet.
- ▬ Eventuell muss ein 6-min-Gehtest mit dem Patienten erfolgen.
- ▬ Kann der Patient selbstständig die Transfers im Bett, aus dem Bett und in den Stand ausführen? Der Patient soll sich postoperativ, schon am ersten Tag, auf die nichtoperierte Seite drehen. Ob dies überhaupt möglich ist, muss vor der Operation überprüft werden.
- ▬ Der Ruhepuls und der Puls nach der Belastung dürfen nicht außer Acht gelassen werden (s. Pneumonektomie-Patienten).
- ▬ Die Atemfrequenz vor und nach Belastung muss dokumentiert sein.
- ▬ Hat der Patient vor OP (z. B. Patient mit Pleuraerguss) schon O_2-Bedarf?
  ▼

- Besteht eine Dyspnoe bei Einatmung, Ausatmung, in Ruhe, anfallsartig, am Tag, in der Nacht, bei Belastung, bei Aufregung, immer?
- Hat der Patient schon ein Gehhilfsmittel? Wenn ja, muss dieses sofort dem Patienten zur Verfügung gestellt werden. In den meisten Fällen bietet es sich postoperativ an, dem Patienten aus Sicherheitsgründen (Kreislauf, Kraftverlust, Ablagefläche für Thoraxdrainage, Schmerzpumpe etc.) einen Rollator zu geben.
- Bestehen Schmerzen bei der Atmung präoperativ? Sind sie atemabhängig und ▼

wo lokalisiert? Sind diese durch den Patienten zu beeinflussen? Und ggf. durch den Therapeuten?
- Das Thema Angst (vor der OP und bei Atemnot) des Patienten muss zur Sprache kommen und der Physiotherapeut sollte versuchen, dem Patienten die Angst vor dem Eingriff mit seiner Kompetenz und seinem Wissen zu nehmen.

▪ ▪ Weitere Befunderhebung

Die weitere Befunderhebung ist in ▪ Tab. 3.2 aufgeführt.

▪ Tab. 3.2 Weitere präoperative Befunderhebung	
Atemmuster	In Ruhe, beim Sprechen, in Bewegung
Atemweg	– Nase, Mund, beides – Inspiratorische Mundbodensenkung, verstärkte Kehlkopfmitbewegung
Atembewegungen	Thorakal: – Ventral, kranial, lateral, dorsal – Nachschleppen einer Thoraxhälfte – Jugulare inspiratorische Einziehungen – Inspiratorisches Einsinken der ICR Abdominal: – Ventral, lateral, lumbodorsal – Inspiratorisches Einziehen des Abdomens Thorakoabdominal – Zwerchfell-Thoraxwand-Antagonismus – Thorakale und abdominale Bewegungen im Wechsel (= respiratorischer Alternans)
Atemfrequenz	Erhöht oder erniedrigt
Sprechen	Auffällig leise Stimme, verkürzte Sprechdauer
Atemnebengeräusche	– Exspiratorisches Giemen und Brummen – In-und exspiratorisches Trachealrasseln – Inspiratorischer Stridor
Atemrhythmus	– Fehlen der Atempause, unregelmäßig, häufiges Seufzen – Länge EA = AA, EA verlängert, AA verlängert
Gesichtsfarbe	Unauffällig, blass, rot
Husten ▼	– Produktiv/unproduktiv, räuspern, Reizhusten – Hustenstoß schwach/stark

◘ Tab. 3.2 *Fortsetzung*

Sekret	– Sehr zäh, zäh, leicht abzuhusten – Farbe (rot, braun, gelb, grün, klar, weiß)
Muskeleinsatz	– Zwerchfell (Hoch- oder Tiefstand) – Interkostalmuskulatur (feststellbar mit manuellem Widerstand) – Sicht- und tastbarer Atemhilfsmuskeleinsatz (M. pectoralis major, M. sternocleidomasto- deus, Interkostalmuskulatur, Bauchmuskulatur)
Muskeltonus	M. trapezius, M. pectoralis, Bauchmuskeln, autochtone Rückenmuskeln (hypoton, normoton, hyperton, schmerzhaft hyperton, verkürzt)
Gewebetonus	Bindegewebebeweglichkeit ICR und Thorax (Haut greifen oder Fingerkuppenverschiebung)
Thorax	Unauffällig, verändert – Beweglichkeit Wirbelsäule und Rippen (1.+2.) – Schonhaltung – Einschränkungen und Schmerzen (v. a. bedingt durch Metastasen beachten)
Schulter- beweglichkeit	Flexion, Extension, Abduktion (v. a. OP-Seite)

ICR Interkostalraum, *EA* Einatmung, *AA* Ausatmung

3.3   Physiotherapie bei einzelnen Krankheitsbildern

3.3.1   VATS (Videoassistierte Thorakoskopie)

Pleuraempyem

▪ Präoperative Vorbereitung

Bei einem Pleuraempyem ist nur eine kurze oder keine physiotherapeutische Vorbereitung des Patienten möglich, da bei den Patienten zumeist eine dringliche OP-Indikation besteht. Die Patienten – gleich ob bei akutem oder chronischem Empyem – sind zumeist körperlich geschwächt.

In den Interkostalräumen sind auf Höhe des Pleuraempyems Einziehungen zu palpieren, teilweise sogar zu sehen. Diese sind für den Patienten bei der Palpation sehr schmerzhaft. Vor der Ausräumung des Pleuraempyems müssen diese Einziehungen schon mobilisiert werden, da die Mobilisation dieser Stellen postoperativ deutlich schmerzhafter für den Patienten (Ab-

wehrspannung des Gewebes) und schwieriger für den Physiotherapeuten ist. Durch die Mobilisation senkt sich der Gewebetonus, was der Patient nach kurzer Zeit als angenehm beschreibt (◘ Abb. 3.7a,b).

Der Patient kann nicht tief einatmen, ist kurzatmig und hat dadurch eine hohe Atemfrequenz (v. a. bei Belastung). Auch verhindert im akuten Stadium ein stechender Schmerz in Höhe des Pleuraempyems die tiefe Atmung. Bei einem tiefen Inspirationsversuch tritt ein Reizhusten (produktiv im frühen Stadium, später unproduktiv) auf. Durch die Gewebemobilisation werden tiefe Atemzüge für den Patienten einfacher und durch die lautlose Lippenbremse kann der unproduktive Reizhusten »abgebremst« werden – hierfür braucht es etwas Übung.

Bedingt durch die Schmerzen im Thorax zeigen die Patienten teilweise eine deutliche Schonhaltung (Lateralflexion auf die betroffene Seite) – bei Kindern sieht man dies sehr ausgeprägt. Dehnlagerungen (Seitenlage, betroffene Seite oben) in Kombination mit Gewebemobi-

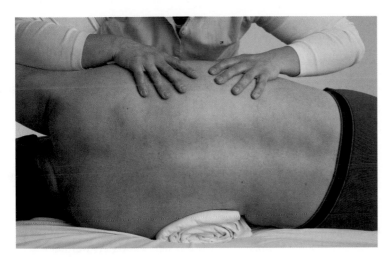

■ Abb. 3.18 Dehnlagerung in Seitenlage links

lisationen bringen eine deutliche Verbesserung der Situation (■ Abb. 3.18).

Das Zwerchfell ist auf der betroffenen Seite hyperton. Dies ist präoperativ nicht gut bis gar nicht zu mobilisieren.

❯ Wichtig ist es, präoperativ mit einem Gerät, das einen PEEP erlaubt, zu arbeiten. So wird in den Atemwegen und in den Alveolen ein Überdruck erzeugt, der das Einatmen erleichtert und das Ausatmen erschwert (der höhere Umgebungsdruck stellt einen Widerstand dar) und der Patient kann aktiv für die Ausdehnung der Lunge und gegen eine Fesselung der Lunge arbeiten.

■ Postoperative Physiotherapie – Besonderheiten

Der Patient muss postoperativ so schnell wie möglich mobilisiert werden. Die Mobilisation der Interkostalräume und die Zwerchfellmobilisation stehen für die postoperative Behandlung im Vordergrund. Der Gewebewiderstand ist durch die Ausräumung des Empyems deutlich weniger geworden und die Ausstreichungen etc. sind nun nicht mehr allzu schmerzhaft für den Patienten.

Das Zwerchfell ist auf der OP-Seite immer noch hyperton, dies lässt sich am besten über

die kostovertebralen Gelenke lösen. Gegen die Schonhaltung werden die Dehnlagerungen und Eigendehnungen fortgeführt. Zusätzlich werden aktive Thoraxmobilisationen ausgeführt (■ Abb. 3.16a–d). Bei Kindern reguliert sich die Schonhaltung meist von alleine nach dem Entfernen der Thoraxdrainage.

Eventuell wird der Husten postoperativ produktiv. Weiterhin wird empfohlen, mit einem PEEP-Gerät zu arbeiten.

Pleurodese

■ Präoperative Ausgangssituation

Der Patient hat ein fortgeschrittenes Krebsleiden. Dies bedeutet eine besondere Situation für ihn, aber auch für das ganze therapeutische Team. Es besteht seit längerer Zeit immer wieder Atemnot und häufig findet sich die Situation, dass der Pleuraerguss schon mehrmals entlastet wurde. Der Patient hat evtl. Schmerzen (vorbestehend, ggf. tumorbedingt) und durch den Erguss bedingt einen unproduktiven Reizhusten. Der Reizhusten kann mit einer lautlosen Lippenbremse etwas unterdrückt werden. Dies gestaltet sich schwierig, da der Patient kurzatmig ist und das Atmen anstrengend ist. Die Ausatmung mit einer lautlosen Lippenbremse gelingt in dieser Situation maximal 5-mal hintereinan-

3

der. Der Physiotherapeut muss präoperativ das Vertrauen des Patienten gewinnen. Dies gelingt am besten über eine stressfreie physiotherapeutische Vorbereitung. Um die Atemfrequenz zu senken bietet sich eine Zwerchfellmobilisation in Rückenlage an. Eine Sternummobilisation hilft zusätzlich.

■ **Postoperative Physiotherapie**

Postoperativ ist die Schmerzsituation des Patienten vorrangig zu beachten. Durch die fortgeschrittene Erkrankung ist der Patient zumeist an Schmerzmittel gewöhnt und benötigt höhere Dosierungen als andere Patienten. Der Patient hat postoperativ sofort einen Profit von der Pleurodese. Die Atemnot und der Reizhusten sind sofort weg. Einzig das durch die Atemnot veränderte Atemmuster muss nun physiotherapeutisch reguliert werden. Im Vordergrund steht die Kontaktatmung in Rückenlage und in Seitenlage. Der Patient soll lernen seine Atmung wahrzunehmen und seine präoperativ verwendete Atmung (bedingt durch die Atemnot) zu regulieren.

Die Mobilisation ist evtl. durch die Allgemeinsituation (körperliche Schwäche) des Patienten eingeschränkt, soll aber im Rahmen des Möglichen stattfinden. Der Tonus des Zwerchfells ist auf der Pleurodeseseite evtl. erhöht. Am auffälligsten ist, dass ein Zwerchfellhochstand beidseits zu finden ist (vorbestehend von der erhöhten Atemarbeit präoperativ). Eventuell sollte auch mit PEEP für die Ausdehnung der Lunge gearbeitet werden. Teilweise ist die Lunge (nach längerem Bestehen des Ergusses) gefesselt und somit keine Ausdehnung mehr möglich – dies wird schon intraoperativ beim Belüften der Lunge bemerkt.

Hämatothorax (traumatisch)

Der Patient hat prä- und postoperativ (meist durch die traumatisch bedingten Rippenfrakturen) Schmerzen bei der Inspiration. Ebenso wird eine Krepitation an den Frakturstellen bei der Atmung wahrgenommen (»es knackt«) – dies

soll aber nicht beunruhigen, denn die Rippenfraktur wird nicht noch mehr Schaden anrichten. Gegebenenfalls sieht man die Frakturstelle (»eingedrückte« Thoraxkontur) und diese ist auch zu palpieren. Präoperativ, falls der Patient von der Physiotherapie gesehen wird, sollte in Seitenlage (auch Dehnlagerung ist erlaubt) die Kontaktatmung geübt werden. Ebenso muss mit Weichteiltechniken und mit der Mobilisation des Zwerchfells über die kostovertebralen Gelenke begonnen werden.

Bei Rauchern muss auf eine ausreichende Sekretolyse geachtet werden. Die Frakturstelle muss zum Husten sehr gut fixiert werden – z. B. über ein großes Handtuch, das um den Körper im Sitz gelegt wird. Vor der Brust werden die Enden zugezogen. Ebenso ist es möglich eine Handtuchrolle (stramm gewickelt) beim Husten auf die Frakturstelle zu drücken.

❯ Nach der Ausräumung des Hämatothorax müssen unbedingt die Weichteiltechniken fortgesetzt werden, denn das Gewebe muss für die Atemmechanik elastisch werden.

Da die Frakturen weiterhin bestehen, bemerkt der Patient das »Knacken« weiterhin bei der Atmung. Dies nimmt aber im Lauf der Heilung deutlich ab. Die Schmerzsituation ist nach der OP deutlich verbessert. Ab dem ersten postoperativen Tag muss der Physiotherapeut gegen eine verständliche Schonhaltung des Patienten arbeiten: aktive Thoraxmobilisationen, aber auch Dehnungen in Eigenregie des Patienten sind das Mittel der Wahl. Ansonsten besteht die Gefahr, dass ein orthopädisches Problem (meist an der Wirbelsäule) seinen Ursprung findet. Wichtig ist, dass der Patient die gleichseitige obere Extremität voll einsetzt.

Spontanpneumothorax

Beim Erstereignis eines Spontanpneumothorax besteht zumeist keine Indikation für eine primäre Operation, vielmehr erfolgt die Einlage einer Thoraxdrainage in Lokalanästhesie. Daran schließt sich eine Dauersogtherapie über 48–72 h an. Danach fällt die Entscheidung, ob eine Operation erforderlich ist oder die konservative Therapie erfolgreich beendet werden kann. So hat der Physiotherapeut den Patienten schon eine Zeit lang kennengelernt und kann ihn dementsprechend vorbereiten.

Durch die Liegezeit der Thoraxdrainage ist das Bindegewebe empfindlich. Da Patienten mit einem Spontanpneumothorax für ihre Größe zumeist ein zu geringes Körpergewicht haben sind die Gewebewiderstände deutlich geringer und somit entsteht schneller eine Entzündungsreaktion an der Eintrittsstelle der Thoraxdrainage. Ebenso wird die Thoraxdrainage im Thorax von dem Patienten oft deutlich an Stellen, an denen diese anliegt (apikal), wahrgenommen.

Diese zwei Faktoren führen dazu, dass der Patient sich nicht traut, den Oberkörper und seine Arme zu bewegen. Auch wird auf eine tiefe Einatmung schmerzbedingt gerne verzichtet. Aus Angst spannt der Patient unnötigerweise seine Muskulatur im Oberkörper und Hals-Nacken-Bereich an. Hier muss unbedingt gegen die Schonhaltung gearbeitet werden. Aktive Thoraxmobilisationen, aber auch passive Mobilisationen des Thorax sind zu empfehlen.

> **❯ Der Patient sollte so viel wie möglich selbst machen (auch den Transfer aus Rückenlage an die Bettkante).**

Der Patient muss geschult werden seine Muskulatur zu entspannen, während den Bewegungen weiter zu atmen und die Luft nicht anzuhalten. Bei Rauchern muss auf eine ausreichende Sekretolyse geachtet werden.

Postoperativ bietet sich manchmal eine PEEP-Therapie an. Ist die Thoraxdrainage entfernt, normalisiert sich die Situation (Schmerz, Angst, Schonhaltung) rasch.

Besonderheit. Manchmal kommt es im Thorax auf der Seite des Pneumothorax bei der Inspiration zu einem »Knacken«. Dies wird unter Mobilisation der kostovertebralen Gelenke eliminiert. Dieses Geräusch irritiert verständlicherweise den jungen Patienten – das »Knacken« scheint vom Recessus diaphragmaticus her zu rühren.

3.3.2 Lobektomie

Bei einer Lobektomie wird der Patient mindestens einen Tag vor der geplanten Operation stationär aufgenommen. Hier findet das normale präoperative Programm statt.

Postoperativ findet spätestens ab dem 1. postoperativen Tag die Physiotherapie statt. Es empfiehlt sich, mit der Kontaktatmung in Rücken- und Seitenlage zu beginnen. Hier kann der Physiotherapeut gleich den Tonus des Zwerchfells feststellen und dementsprechend beginnen zu therapieren. Außerdem kann evtl. vorhandenes Sekret bemerkt und mit der Sekretolyse begonnen werden. Selten muss der Gewebetonus nach einer Lobektomie reguliert werden. Die Mobilität der 1. und 2. Rippe sollte überprüft werden. Nach der Mobilisation an die Bettkante bietet es sich an, den Patienten mit seinem Einatemtrainer trainieren zu lassen. Anschließend sollte mindestens ein Spaziergang im Zimmer gemacht werden.

Mit der Pflege sollte Rücksprache über die Mobilität des Patienten gehalten werden und im Konsens entschieden werden, dass die Mahlzeiten z. B. an der Bettkante eingenommen werden und die Toilettengänge des Patienten begleitet werden (1. postoperativer Tag).

3.3.3 Manschettenresektion

Bei einer Manschettenresektion wird der Patient mindestens einen Tag vor der geplanten Operation stationär aufgenommen. Hier findet das normale präoperative Programm statt. Präoperativ muss schon mit der Inhalation, die postoperativ sofort fortgeführt wird, angefangen werden.

Die seltene, jedoch gefürchtete Anastomoseninsuffizienz ist die Komplikation nach Manschettenresektion. Sie wird durch eine ungenügende Durchblutung im Anastomosenbereich und/oder durch die Schwellung der Anastomose verursacht. Daher werden zur Kontrolle der Anastomose routinemäßig eine oder zwei Bronchoskopien im postoperativen Verlauf durchgeführt.

> ❯ In den ersten postoperativen Tagen darf nicht mit PEEP gearbeitet werden, jeglicher Stress muss von der Anastomose fern gehalten werden. Eine verlängerte Ausatmung kann beispielsweise über einen Strohhalm oder die lautlose Lippenbremse erreicht werden.

Der Acapella Choice bietet sich für die Sekretolyse mehr an als das VRP1, da der Ausatemwiderstand reguliert werden kann. Der Hustenstoß ist für die Bronchusanastomose nicht gefährlich, dies muss die Naht aushalten. Ansonsten würde diese schon bei der aktiven Bauchpresse insuffizient werden.

Die Seitenlage soll nicht vermieden werden. Die Ausdehnung der Restlunge findet am besten über die Seitenlage in Dehnlagerung statt. Die Mobilisation der kostovertebralen Gelenke bringt über den Druck und den Zug auf das Gewebe eine Mehrdurchblutung und einen besseren Gasaustausch in die betroffene Lungenareale. Die Beweglichkeit und die Verschieblichkeit der einzelnen Gewebeschichten nehmen zu und werden auf die Elastizität der Lunge übertragen. Der Frühmobilisation steht nichts im Weg.

Die postoperative Physiotherapie der Manschettenresektion unterscheidet sich nicht wesentlich von der Physiotherapie der Lobektomie. Hier sollte lediglich ein größerer Augenmerk auf die 1. und 2. Rippe gelegt werden und die Weichteiltechniken werden (durch die längere OP-Zeit bedingt) eine sinnvolle Anwendung finden.

3.3.4 Pneumonektomie

Bei einer Pneumonektomie wird der Patient mindestens einen Tag vor der geplanten Operation stationär aufgenommen. Hier findet das normale präoperative Programm statt.

Bei dieser großen thoraxchirurgischen Operation ist alles in der physiotherapeutischen Nachbehandlung erlaubt. Der Patient darf ab dem 1. postoperativen Tag in Seitenlage (OP-Seite oben) liegen. Dies ist für die interkostale Atemmuskulatur sehr wichtig, denn diese soll nicht ihre Funktion »verlernen« und der Patient soll sie weiter einsetzen. Erlernt der Patient nach diesem Eingriff nicht die synchrone Atembewegung in beiden Thoraxhälften, wird seine Atemmuskulatur auf der Pneumonektomie-Seite hypotroph und es kommt zu einem orthopädischen Problem im Thorax-Wirbelsäulen-Bereich. Dies ist zu vergleichen mit einem Gipsbein. Wird der Gips nach ein paar Wochen ohne Belastung entfernt, ist von der vorbestehenden trainierten Muskulatur nichts mehr zu sehen und der Patient hat zu Beginn keine Kraft mehr, auf einem Bein zu stehen.

> ❯ Der Patient soll auch in Rückenlage zur »beidseitigen« Belüftung (die Zusammenhänge müssen dem Patienten erklärt werden) angehalten werden.

Der Frühmobilisation steht überhaupt nichts im Weg. Die Mobilisation soll nach üblichem Schema verlaufen. Die Pulskontrolle ist nach einer Pneumonektomie ein absolutes Muss während der Mobilisation, der Patient sollte die selbstständige Pulskontrolle zu Beginn erlernen. Die gleiche Menge Blut muss durch den Körper gepumpt werden, aber der Lungenkreislauf ist nun um die »Hälfte« reduziert – deswegen besteht zumeist in den ersten postoperativen Tagen eine Tachykardie. Es gibt auch keinen Grund zur Trinkmengenlimitierung.

Da nach einer Pneumonektomie in der Physiotherapie alles erlaubt ist, unterscheidet sich (außer die Notwendigkeit der Pulskontrolle bei Mobilisation) die Nachbehandlung nicht großartig von der Lobektomie. Hervorzuheben ist sicherlich die Zwerchfelltonusregulation, v. a. auf der Pneumonektomie-Seite. Ebenso wird die Mobilisation der 1. und 2. Rippe auf der Pneumonektomie-Seite notwendig sein. Die Weichteiltechniken des Thorax entfallen, da der Hemithorax die ersten postoperativen Tage eine weiche Struktur hat und das Gewebe dadurch sehr gut beweglich und verschieblich ist.

3.4 Spezielle Physiotherapiethemen

3.4.1 Atmung, Thorax und Rippen

Nach einem thoraxchirurgischen Eingriff kann es zu einer Veränderung der Rippen- und/oder BWS-Beweglichkeit (Hypomobilität bzw. Fehlstellung) kommen. Dies kann sich auf die Atmung auswirken. Die Patienten beschreiben während der Inspiration einen messerstichartigen Schmerz, der eine tiefe Inspiration verhindert. Ebenso kann der Schmerz zwischen den beiden Scapulae wahrgenommen werden, der auch segmental nach ventral ziehen kann.

Diese veränderte Mechanik überträgt sich dann kompensatorisch nicht nur auf die Atmung, sondern kann auch zu Problemen in der LWS- und HWS-Beweglichkeit führen. Gerade wenn sich die Problematik in der HWS-Region abspielt, kann der Patient evtl. aus Schmerzgründen nicht mehr auf die ausreichende Funktion der Atemhilfsmuskulatur zurückgreifen. Der M. quadratus lumborum (◘ Abb. 3.20c) muss als Atemhilfsmuskel ebenso mit einbezogen werden.

> ❯ In Bezug auf die Lunge sollte man immer ein Augenmerk auf den Bereich Th1–Th6 haben, da aus diesen Segmenten u. a. die sympathische Innervation des Organes einschließlich der Bronchien stammt.

Störungen des Organs können sich in diesem Bereich zeigen, aber auch im umgekehrten Sinn kann eine Störung der BWS-Beweglichkeit reflektorische Auswirkungen auf das zugehörige Organ haben.

>> Es sollte immer daran gedacht werden, dass der Spinalnerv komprimiert werden könnte. Dies würde zu einer Intercostalneuralgie mit einer möglichen Abschwächung der entsprechenden Intercostal-, Bauch- und Rückenmuskulatur zur Folge haben. Des Weiteren kann eine Intercostalneuralgie ihre Ursache in Bewegungsstörungen der BWS-Segmente und ihrer Rippengelenke haben. (Lindel 2010, S. 108) «

▪ **1. und 2. Rippe**

▪▪ **Symptome**
Der Patient hat Schmerzen bei der Inspiration, kann nicht komplett einatmen, wird von einem messerstichartigen Schmerz gebremst.

▪▪ **Therapie**
Der Patient soll im Sitzen in einer BWS-Flexion (neurale Problematik ausgeschlossen) einatmen. Tritt nun der Schmerz auf, wird das Gelenkspiel der Rippenwirbelgelenke im Sitz mit BWS-Verriegelung (z. B. Flexion, Lateralflexion links und Rotation rechts) getestet. Findet man hier eine Einschränkung, müssen die kostovertebralen und -transversalen Gelenke mobilisiert werden. Dies eignet sich zusätzlich als hervorragende Mobilisation des Zwerchfells. Der Patient wird nach wenigen Atemzügen eine Befreiung beschreiben, die Schmerzen bei der Inspiration werden mit jedem Atemzug weniger (◘ Abb. 3.19).

Ist das Gelenkspiel nicht eingeschränkt, muss zwischen einer Inspirationsfehlstellung und einer Exspirationsfehlstellung einer Rippe unterschieden werden:

Inspirationsfehlstellung. Die Mm. intercostales externi, Mm. levator costarum und der M. ser-

3

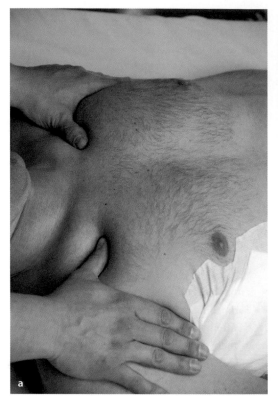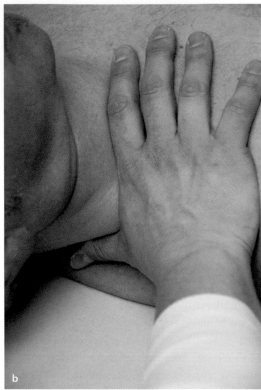

a   b

■ **Abb. 3.19 a** Mobilisation der 2.–6. Rippe in Rückenlage, **b** Mobilisation der 1. Rippe in Rückenlage

ratus posterior superior zeigen eine deutliche Tonuserhöhung (so wird das Gelenk in seiner momentanen Position stabilisiert). Außerdem ist der Abstand zur nächsthöheren Rippe verkleinert und der Abstand zur nächsttieferen Rippe verkleinert.

Die Mobilisation erfolgt bei gleichzeitiger Vertiefung der Exspiration.

Exspirationsfehlstellung. Die Inspiration ist möglicherweise schmerzhaft. Die Mm. Intercostales interni, Mm. subcostales und der M. transversus thoracis sowie M. serratus posterior inferior zeigen eine deutliche Tonuserhöhung (so wird das Gelenk in seiner momentanen Position stabilisiert). Außerdem ist der Abstand zur nächsthöheren Rippe vergrößert und der Abstand zur nächsttieferen Rippe verkleinert.

Die Mobilisation erfolgt bei gleichzeitiger Vertiefung der Inspiration (Lindel 2010, van Gestel u. Teschler 2010).

❯ **Muskulatur, die beachtet werden sollte:**
   ▬ **Mm. scaleni: Ansatz u. a. an 1. Rippe**
   ▬ **M. pectoralis minor: Ursprung 3.–5. Rippe**
   ▬ **M. quadratus lumborum: Ansatz 12. Rippe und Proc. costales 1.–3. Lendenwirbel (■ Abb. 3.20)**

■ **Zwerchfell**
❯❯ Das Zwerchfell ist der wichtigste Einatemmuskel. Es ist wie ein Segel zwischen Thoraxhöhle und Bauchhöhle gespannt und besteht aus einer zentralen Sehnenplatte (centrum tendineum) und zwei Muskelanteilen (pars costalis und pars

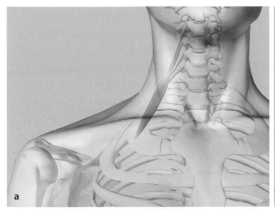 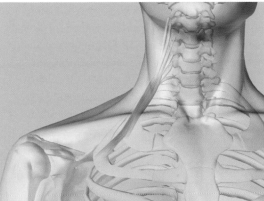

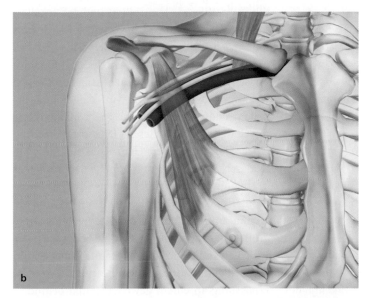

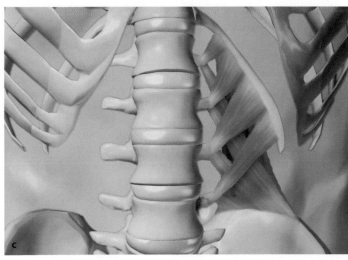

□ **Abb. 3.20 a** Mm. scaleni (links M. scalenus anterior, rechts M. scalenus medius), **b** M. pectoralis minor, **c** M. quadratus lumborum. (Aus Lindel 2010)

3

sternalis). Die pars costalis bildet den größeren Anteil und reicht vom centrum tendineum über die margo costalis der 7.–12. Rippe bis zum Sternum. Die pars cruralis (lumbalis) erstreckt sich vom centrum tendineum über L1–3 bis zu den Ligg. arcuata medialis und lateralis. Der Muskelteil verläuft parallel zum caudalen Brustkorbabschnitt und der Wirbelsäule, was einer Zylinderform entspricht, der Deckel bildet das centrum tendineum. Während der Inspiration bewegt das centrum tendineum abwärts in den Zylinder, so entsteht die wichtigste Volumenveränderung der Lunge in cranio-caudaler Richtung. Dadurch wird das Abdomen komprimiert und die vordere Bauchwand nach vorne bewegt. Der intraabdominale Druck übt Kraft auf den Teil der Brustwand aus, an dem das Zwerchfell parallel dazu verläuft (Appositionszone). Die Bewegung des unteren Thorax wird auch durch die direkte Anheftung an den Rippen (margo costalis) verursacht. Die Rippen werden nach cranial und lateral bewegt (Insertionskraft). Auch der craniale Teil des Thorax steht unter Einfluss der Zwerchfellkontraktion, da der Unterdruck in der Pleurahöhle zunimmt. Somit müsste sich dieser Anteil des Thorax während der Inspiration theoretisch nach innen bewegen während der Inspiration. Dies geschieht aber nur bei einer bestehenden Tetraplegie und – zumindest teilweise – bei einem traumatisch bedingten instabilen Thorax (sog. paradoxe Atmung), denn ansonsten wirken die parasternale Intercostalmuskulatur und die Mm. scaleni stabilisierend. (Gosselink 2000, S. 39f) «

Das Zwerchfell wird von dem N. phrenicus innerviert (v. a. C_3–C_4). Es steht in Verbindung mit dem Sternum, den Rippen6–12, Th_9 und Th_{12}–L_3.

» Neben der Luftzirkulation wirkt sich das Zwerchfell auch auf die Blutzirkulation aus. Über den thorakalen Druck (in der Ruheatmung) erhält das venöse Blut eine Sogwirkung, sodass die rechtsventrikuläre Vorlast gesenkt wird.

Das Zwerchfell ist auch an der posturalen Kontrolle beteiligt. Es stabilisiert im Zusammenspiel mit den abdominalen Muskeln den Rumpf durch Erhöhung des intraabdominellen Druck. Die homogene Aktivierung der linken und rechten Halbkuppel ist somit für die posturale Kontrolle wichtig. Bei der Ruheatmung aber, bewegen sich beide Hemizwerchfelle koordiniert und in hohem Maße kohärent. (Büsser 2011, S. 15) «

■ ■ **Tonusregulation Zwerchfell**
Der Tonus des Zwerchfells soll präoperativ durch die Physiotherapie kontrolliert und ggf. reguliert werden. Ist der Tonus im Vorfeld schon hyperton oder hypoton (was sicherlich selten der Fall ist), nimmt man dies mit in die postoperative Phase, was dem Patienten das Atmen zusätzlich erschweren würde. Somit wird darauf hingearbeitet, schon frühzeitig eine Mehrdurchblutung im Gewebe zu induzieren. Dies führt auch zu einer Steigerung der Herz-Kreislauf-Aktivität, wodurch dem Organismus mehr Sauerstoff zur Verfügung steht. Darüber hinaus wird das Pneumonierisiko gesenkt, die Funktion der inneren Organe unterstützt und das Atemvolumen vergrößert. Postoperativ werden die Schmerzen des Patienten während der Zwerchfellmobilisation deutlich gesenkt (der Patient beschreibt, dass die Einatmung an einem gewissen Punkt behindert wird und er über diesen nicht weiter atmen kann, spürt aber, dass er eigentlich mehr könnte – dies löst sich innerhalb weniger Mobilisationen).

Postoperativ ist das Zwerchfell als »Schutzreaktion« hyperton. Wiederhergestellte Zwerchfellaktivität zeigt sich auch, wenn der Patient zu gähnen oder zu seufzen beginnt. Nicht selten ist hier auch ein Schluckauf (ca. 3-mal hintereinander) zu beobachten. Das Zwerchfell bringt auch mehr Beweglichkeit in Thorax und Bauchraum – Patienten mit einer postoperativen Obstipation profitieren meist auch von einer Zwerchfellmobilisation.

Bei Inspiration entsteht intrathorakal ein Unterdruck, im Bauchraum hingegen ein Überdruck.

> Wichtig für die Mobilisation des Zwerchfells ist, dass die LWS entlordosiert ist, denn in dieser Position erreicht das Zwerchfell seine volle Funktion. Die exzentrische Muskelarbeit bei der Exspiration wird somit erleichtert. Werden die oberen Atemwege währenddessen verschlossen, entlastet diese Tätigkeit die Wirbelsäule (wichtig für Mobilisation über Wirbelsäule).

▪ Therapie

▪▪ Zwerchfell

Patient liegt in Rückenlage, beide Beine sind angestellt (Entlordosierung LWS). Die Arme liegen entspannt neben dem Körper. Das Kopfteil ist leicht erhöht. Der Patient soll nun eine Bauchatmung durchführen. Währenddessen palpiert der Physiotherapeut das Zwerchfell und seine Bewegung (◘ Abb. 3.21).

Hier wird postoperativ ein Hypertonus auf der operierten Seite festgestellt. Präoperativ kann man dies z. B. bei einem Pleuraempyem, einem Pneumothorax oder einem Pleuraerguss ebenso bemerken.

Der Physiotherapeut begleitet mit seinen Fingern oder seinem Daumen – am besten beidseits – die Kontraktion des Zwerchfells. Er gibt auf der hypertonen Seite etwas mehr Druck zur Mobilisation und lässt sich von dem Gewebe währenddessen »leiten« (◘ Abb. 3.21). Die Mobilisation kann aber auch nur auf der hypertonen Seite erfolgen (◘ Abb. 3.22).

Der Patient kann zu Beginn bei der Palpation alleine das Auflegen der Therapeutenfinger als schmerzhaft oder druckempfindlich beschreiben. Zum Ende der Mobilisation sollte keine Überempfindlichkeit im Seitenvergleich mehr vorhanden sein.

▪▪ Kostovertebrale Gelenke

Der Patient liegt in Seitenlage, die operierte Seite oben. Der zugehörige Arm wird über den Kopf gelegt, so dass eine Dehnlage entsteht. Die Beine sind bequem gelagert. Möglichkeit der Progression von der kostalinferioren Atmung: Oberes Bein gestreckt, unteres Bein gebeugt.

Der Patient soll eine kostalinferiore Atmung durchführen: Der Physiotherapeut legt seine Hände auf die unteren Rippen des Patienten und begleitet die Atmung. Hierbei wird er eine eingeschränkte Bewegung in den unteren Abschnitten des Thorax feststellen. Der Physiotherapeut palpiert die kostovertebralen Gelenke in Höhe der Ansätze des Zwerchfells (7.–12. Rippe).

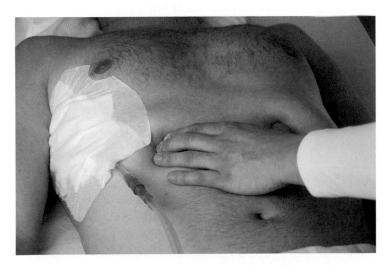

◘ **Abb. 3.21** Palpation Zwerchfell in Rückenlage

3

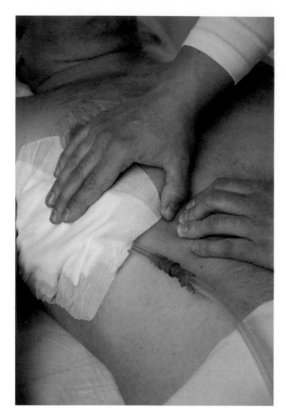

◘ **Abb. 3.22** Mobilisation Zwerchfell rechts in Rückenlage links

》 Von C_8–L_2 verlaufen in direkter Nähe zu den Rippenköpfchen die 10–11 paarigen Grenzstrangganglien, die aus den Seitenhörnern des Rückenmarks gespeist werden. Die Ganglia trunci sympathici sind sowohl untereinander als auch mit ihrem Versorgungsgebiet (u. a. innere Organe) und den Spinalnerven verbunden. Aus diesem Grund können sich Störungen innerer Organe sowie des gesamten Körpers in der Brustwirbelsäule repräsentieren und umgekehrt reflektorische Auswirkungen auf diese Gebiete haben. Eine erhöhte sympathische Reflexaktivität äußert sich unter anderem in einer Herabsetzung der Reizschwelle der peripheren Sensoren, einer Verminderung der Durchblutung und einer damit verbundenen Abnahme der Belastbarkeit des Gewebes.

Außerdem kommt es zu einer Steigerung der Gamma-Motoneuronenaktivität mit Erhöhung des Muskeltonus sowie einer Erhöhung der Konzentration von Schmerzmediatoren. Störungen im Bewegungssystem können dadurch sowohl ausgelöst als auch weiter unterhalten werden. Andererseits erhöhen Irritationen des Bewegungssystems selbst die Aktivität des Sympathikus im entsprechenden Ursprungsgebiet und schalten diesen Bereich hypomobil. Dieser Pathomechanismus ist bei der Therapie zu beachten. (Lindel 2010, S. 107) 《

Der Patient bemerkt ebenso wie der Physiotherapeut die bewegungseingeschränkten Strukturen. Er beschreibt einen dumpfen bis messerstichartigen Schmerz auf diesen Höhen bei der Palpation. Der Physiotherapeut spürt die Strukturen als aufgequollen und kann nicht tief in das Gewebe palpieren (◘ Abb. 3.8). Während der Mobilisation der kostovertebralen Gelenke, die dem Atemrhythmus des Patienten angepasst sind, beschreibt der Patient, dass er nun leichter und tiefer in diese Region einatmen kann. Der Physiotherapeut kann tiefer in das Gewebe gehen und das Bewegungsausmaß des Thorax während der Atmung nimmt deutlich zu.

■■ **Halswirbelsäule (HWS)**
Der Patient liegt in Rückenlage, die Beine ausgestreckt (evtl. mit einer Knierolle), die Arme entlang des Körpers. Das Okziput kann etwas unterlagert werden, so dass die Halswirbelsäule nicht überstreckt ist. Der Physiotherapeut befindet sich hinter dem Patienten. Er palpiert die Halswirbelsäule in Höhe der Austrittsstellen des N. phrenicus (C_{3-5}). Der Patient hat meist auf der OP-Seite einen Palpationsschmerz in diesem Bereich, der aber im Lauf der Mobilisation deutlich abnimmt. Außerdem beschreibt der Patient die Mobilisation als angenehm und entspannend. Der Physiotherapeut findet eine Bewegungseinschränkung der Facettengelenke

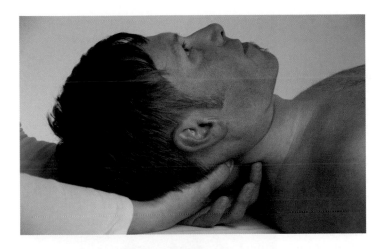

Abb. 3.23 Mobilisation des Zwerchfells über die Halswirbelsäule in Rückenlage

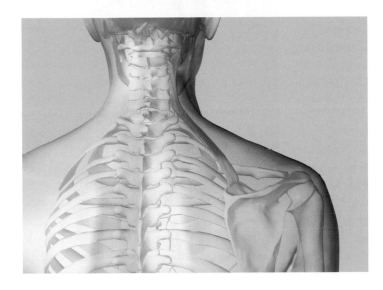

Abb. 3.24 M. levator scapulae. (Aus Lindel 2010)

auf der OP-Seite, diese nimmt aber im Lauf der Mobilisation ebenso ab (■ Abb. 3.23).

Bei einem intubierten Patienten lässt sich diese Mobilisation auch hervorragend ausführen. Alleine durch die Lagerung in eine nichtüberstreckte Halswirbelsäule (Handtuchrolle unter das Okziput) werden die Atemmechanik und die Belüftung der basalen Lungenabschnitte deutlich verbessert.

❯ **Muskulatur, die beachtet werden sollte: M. levator scapulae: Ursprung Querfortsätze des 1.–4. Halswirbels (■ Abb. 3.24)**

Wirkung der Mobilisationen von Zwerchfell, kostovertebralen Gelenken und HWS
- Steigerung der O_2-Sättigung
- Normalisierung der Atemfrequenz
- Verbesserung der Atemmechanik
- Bessere Belüftung der unteren Lungenabschnitte
- Tiefere, leichtere und schmerzfreiere Einatmung des Patienten
- Ausatmung wieder ohne Hilfsmuskulatur möglich

3.4.2 Sternummobilisation

Viele Patienten beschreiben das Gefühl, ihr Brustkorb sei zu eng. Sie können bis zu einem gewissen Punkt einatmen, dann kommt ihnen die Einatmung wie »abgeschnitten« vor. Sie können nicht in die untenliegenden Lungenabschnitte atmen, bleiben im oberen Thoraxbereich förmlich hängen und werden kurzatmig. Die hier hilfreiche Sternummobilisation kann ebenfalls unterstützend bei der Sekretmobilisation eingesetzt werden.

Die Spannung im Sternumbereich und die Beweglichkeit der umliegenden Gelenke kann der Physiotherapeut beurteilen. Außerdem kann er den Gewebetonus im Sternumbereich beurteilen. Dies fällt bei der Kontaktatmung in Rückenlage (schon bei der abdominalen Atmung) auf. Es scheint gar so, dass das kaudale Drittel des Corpus sterni nach oben steht (◘ Abb. 3.25).

▪ Therapie

Diese »Fehlstellung« und die daraus resultierende eingeschränkte Atmung sind leicht zu beheben:

– Der Physiotherapeut steht hinter dem Patienten, welcher sich in Rückenlage befindet. Eine Hand (oder beide Hände) des Physiotherapeuten liegt auf dem Sternum auf (in Höhe der Bifurkation des Tracheobronchialbaumes zwischen der 2. und 3. Rippe). Das Sternum wird in der Einatmung und der Ausatmung begleitet. Der Physiotherapeut muss nun in der Ausatmung beurteilen, ob das Sternum und/oder das umliegende Gewebe zu viel Spannung hat.

– Wenn dies der Fall ist, dann begleitet der Physiotherapeut das Sternum bis an das Ende der Ausatmung. Dann wird das Sternum mit einem leichten Widerstand während der Einatmung begleitet und in dem Bewegungsausmaß (nach kranial) gebremst (Fischer 2011).

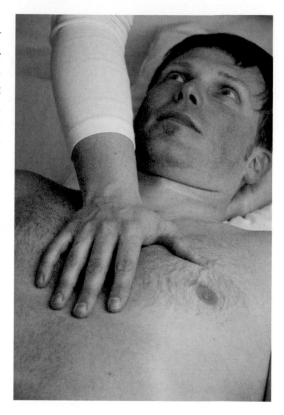

◘ **Abb. 3.25** Sternummobilisation

▪▪ Besonderer Hinweis

Raucher verwandeln die passive Ausatmung in eine aktive Ausatmung und haben meist die oben beschriebenen Spannungsveränderungen. Über die Jahre werden diese Spannungen immer mehr aufgebaut und bleiben meistens auch bei der Aufgabe des Rauchens bestehen.

❯ **Muskulatur, die beachtet werden sollte: M. sternocleidomastoideus: Ursprung u. a. am Sternum (◘ Abb. 3.26).**

❯❯ Der M. sternocleidomastoideus kann bei vollständiger Ruhehaltung des Kopfes die Inspiration durch Heben des Sternums unterstützen. Dies ist nur atemwirksam, wenn die Interkostalmuskulatur gelähmt oder ausgeschaltet ist (Rutte u. Sturm 2010, S. 6). ❮❮

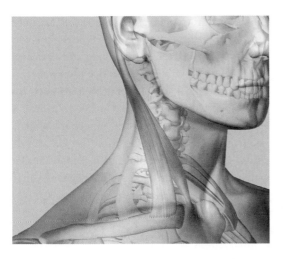

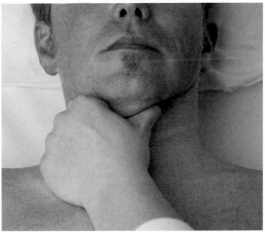

Abb. 3.26 M. sternocleidomastoideus. (Aus Lindel 2010)

Abb. 3.27 Hyoidmobilisation

3.4.3 Hyoid

Als Folge einer längeren oralen Intubation, aber auch schon aufgrund der intraoperativen Lagerung, kann es zu einer Behinderung der Kehlkopf- und der Hyoidmobilität kommen. Dementsprechend reagiert die supra- und infrahyoidale Muskulatur. Manche Patienten können aus diesem Grund nicht gut abhusten (oder nur bis zum Kehlkopf) oder beschreiben ein Gefühl des Zusammenschnürens am Kehlkopf: Auf einen Hypertonus der suprahyoidalen Muskeln können die infrahyoidalen Muskeln mit einer Spannungserhöhung reagieren. Das bewirkt ein Gefühl des Zusammenschnürens an der Kehle.

■ **Therapie**

Dem Patienten wird jeder einzelne Behandlungsschritt erklärt, so dass er genau weiß, was passieren wird. Der Patient befindet sich in Rückenlage mit angestelltem Kopfteil. Wichtig ist, dass der Kopf nicht in Extension liegt und der Patient entspannt ist. Zu palpieren ist das Os hyoideum in Höhe $C_{2/3}$ an den beiden Corni (rechts und links). Als Erstes wird ein Gleiten nach rechts und links an die entsprechende Gleitgrenze ausgeführt. Der Gleitweg,

das Endgefühl (Elastizität) und Nozizeption werden beobachtet. Genauso wird das Gleiten nach superior und inferior ausgeführt und beobachtet. Daraus erfolgt die Therapieableitung (■ Abb. 3.27).

■■ **Befreiung über Mobilisation**

»Go in disease« – dabei wird die ausgeführte Translation vom Physiotherapeuten gehalten und mit einem »Mmmh«-Laut vom Patienten unterstützt. Der Physiotherapeut kann diese Mobilisation manuell unterstützen und/oder parallel den Patienten (ebenfalls zur Unterstützung) die eigene Mundhöhle mit der Zunge ausmalen lassen, ohne Phonation.

■■ **Befreiung über nozidefensiven Weg**

»Go in ease« – dabei wird die ausgeführte Translation vom Physiotherapeuten gehalten und der Patient aufgefordert zur Unterstützung mehrmals tief ein- und auszuatmen. Bei dieser Technik reguliert sich der Körper selbst.

Ebenso kann es zu Schluckstörungen, Heiserkeit oder einer Zungensymptomatik kommen: Beim Schlucken spielen die hyoidalen Muskeln eine zentrale Rolle, indem sie das Zungenbein und den Kehlkopf beim Schluckakt bewegen und die Zungenbewegungen koordinieren. Eine gestörte Abstimmung dieser Muskeln kann die Stimm- und Lautbildung beeinflussen, zu Heiserkeit, Globusgefühl, Halsschmerzen und Schluckbeschwerden führen.

❯ **Muskulatur, die beachtet werden sollte:**
  ▬ **Die suprahyoidale Muskulatur gehört zu den Kopfmuskeln und wird von den Hirnnerven innerviert.**
  ▬ **Die infrahyoidale Muskulatur bildet die Fortsetzung der vorderen Rumpfwand, diese werden von den Zervikalnerven innerviert.**

3.5   Atemtherapiegeräte

3.5.1   Coach2-Incentive-Spirometer (Volumen- und Flow-orientiert)

Der Coach2 (Fa. Smith Medical) ist ein unsteriles Atemtherapiegerät zur Anwendung an einem Patienten. Das Gerät verfügt über einen Anschluss, der die zusätzliche Verabreichung von Sauerstoff ermöglicht. Die Patienten müssen in der Lage sein, die Anweisungen bezüglich einer inzentiven Spirometertherapie zu befolgen. Die aufgedruckte Zahlenskala zeigt die Inspirationskapazität (= Atemzugvolumen + inspiratorisches Reservevolumen = die Menge Luft, die aus der Atemruhelage heraus eingeatmet werden kann). Für die Lungenentfaltung und zum Offenhalten der Atemwege ist der transpulmonale Druck entscheidend, der nur bei offener Glottis maximale Werte erreicht.

▪ **Indikation**
Der Coach2 ist für die Durchführung einer inzentiven Spirometrie gedacht. Das Gerät unterstützt den Patienten in der Erholungsphase nach thoraxchirurgischen Eingriffen und/oder Patienten im Rahmen einer Atemtherapie, welche tiefe und langsame Atemzüge durchführen sollen und das

Ganze auch noch gemessen werden soll. Darüber hinaus verbessert der Coach2 die Entfernung von Sekret, unterstützt die Behandlung von Atelektasen und erleichtert das Öffnen der Atemwege.

Der Coach2 kann in der Klinik als auch im häuslichen Umfeld eingesetzt werden. Er besitzt eine großflächigen Standfuß, eine Bettstangenhalterung und eine Parkposition für das Mundstück. Er sollte in regelmäßigen Zeitabständen erneuert werden, da es keine Möglichkeit einer adäquaten Reinigung gibt. Es gibt keine Kontraindikationen für diesen Atemtrainer.

▪ **Anwendung**
1. Die Schlauchöffnung am entsprechenden Anschluss (Vorderseite am Gerät) anbringen und den Schlauch in die gewünschte Länge ziehen und in die gewünschte Position bringen.
2. Die gelbe Sollmarkierung kann als Gedächtnisstütze für den Patienten und Physiotherapeuten verwendet werden. In der Thoraxchirurgie sollte diese aber nicht als Zielmarkierung verwendet werden.
3. Das Gerät soll im aufrechten Sitz verwendet werden. Es soll während der Anwendung nicht gekippt werden, da sonst die optimale Funktion nicht gewährleistet werden kann. Der Patient soll das Gerät mit seiner linken Hand in Augenhöhe halten.
4. Der Patient soll ohne Anstrengung (am besten mit einer lautlosen Lippenbremse) so lange wie möglich ausatmen, ohne das Mundstück zu berühren.
5. Anschließend das Mundstück in den Mund nehmen und mit den Lippen abdichten.
6. Langsam und tief über das Mundstück einatmen, so dass der gelbe kleine Kolben so lange wie möglich im Bereich des lachenden Gesichts bleibt.
7. Progression: Am Ende der Einatmung soll der Patient den Atem für 6 s anhalten.
8. Danach soll der Patient ohne Kontakt zum Gerät mit einer lautlose Lippenbremse min-

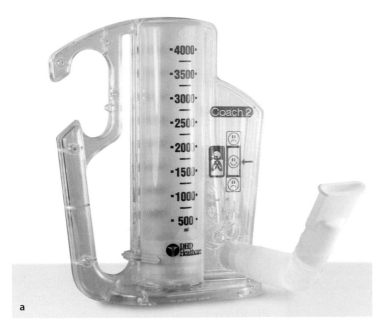

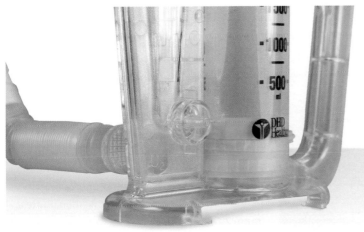

■ **Abb. 3.28** a Coach2, b Coach2-
Rückseite mit O₂-Anschluss.
(Mit freundlicher Genehmigung
der Fa. Smiths Medical)

destens doppelt so lange ausatmen wie einatmen (mindestens bis der große gelbe Kolben am Boden des Gerätes ankommen ist).

Der Patient soll diese Übung mindestens jede Stunde 10-mal hintereinander ausführen. Es sollen hierbei kein Schwindel und keine Übelkeit auftreten (■ Abb. 3.28).

■ ■ **Zusätzliche Sauerstoffgabe**
Für Patienten, die eine zusätzliche Sauerstoffgabe benötigen, ist auf der Rückseite des Coach2 (der dem Atemschlauch gegenüberliegende Seite) ein entsprechender Anschluss vorhanden. An diesen Anschluss können Standard-Sauerstoffschläuche angeschlossen und während den Atemübungen Sauerstoff verabreicht werden.

3.5.2 VRP1-Flutter (Vario-Resistance-Pressure1-Flutter): Evidenzgrad A

Der VRP1 (Fa. Covidien) ist ein Gerät für die Sekretolyse. Ein oszillierendes PEP(»positive exspiratory pressure«)-System. Wenn man ihn umdreht (die Löcher des Deckels zeigen nach unten), kann man ihn als PEP-Gerät benutzen. Außerdem kann der Patient in dieser Position in das Gerät hineinhusten, was sehr effektiv ist. Das Gerät kann sehr gut im Sitzen, teilweise in

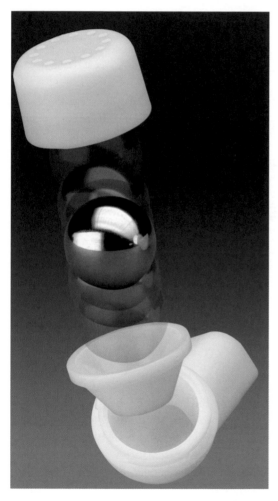

◘ Abb. 3.29 VRP1. (Mit freundlicher Genehmigung der Fa. Covidien)

Rückenlage, aber nur selten bis gar nicht in Seitenlage angewendet werden (wegen der Bauart des Mundstück und des Trichters).

Das Gerät erinnert an eine Pfeife (die Patienten nennen dieses auch gerne so). Das Mundstück geht direkt in den Hauptteil über. In diesem liegt ein Trichter, in welchem wiederum eine Metallkugel liegt (sie verschließt in Ruhe den Trichter). Geschlossen wird der VRP1 durch einen Deckel mit Löchern (◘ Abb. 3.29).

■ **Wirkung**

Der Patient bringt die Metallkugel durch seine Ausatmung in Schwingung. So entsteht ein erhöhter Druck im Mund und in den Bronchien (die Metallkugel erschwert die Ausatmung). Der Druck, der hierbei entsteht hebt die Kugel an, die Bronchien werden erweitert und stabilisiert und bis weit in die Verzweigungen offengehalten. Ein frühzeitiger Kollaps der Bronchien bei instabilen Atemwegen wird verhindert. Die Ausatemluft kann teilweise entweichen, der Druck lässt nach und die Kugel fällt zurück in den Trichter. Dieser Vorgang wiederholt sich 10- bis 30-mal/s.

» In den Bronchien kommt es während der Anwendung zu Druckschwankungen und schnellen Luftströmungsänderungen. Die Bronchialwände bewegen sich rasch. Anhaftender Schleim wird durch diese Bewegungen gelöst und kann leichter transportiert und abgehustet werden (Rutte u. Sturm 2010, S. 216). «

❯ Voraussetzung für eine effektive Sekretolyse ist eine gute Viskosität des Sekrets, welche wiederum dadurch gewährleistet wird, dass der Patient entsprechend hydriert ist – gerade bei älteren Patienten ist dies keine Selbstverständlichkeit!

■ **Anwendung**

1. Der Patient wird in die gewünschte Ausgangsposition gebracht. Zum Erlernen ist ein aufrechter Sitz empfehlenswert.

2. Dann soll der Patient das Mundstück in den Mund nehmen und mit den Lippen abdichten. Die Löcher des Deckels sollen nun senkrecht zur Zimmerdecke zeigen.
3. Der Patient soll über die Nase versuchen eine große Luftmenge ohne Anstrengung einzuatmen (jedoch nicht bis an die Grenze der Lungenkapazität).
4. Der Patient soll über das Gerät ganz ausatmen. Hierbei können Vibrationen im Brustkorb vom Patienten wahrgenommen werden – ohne vermehrten Kraftaufwand. Das Ausatmen soll mindestens doppelt so lange wie das Einatmen andauern und in einem kontinuierlichen Fluss stattfinden.

Der Patient soll dies ca. 5- bis 10-mal hintereinander ausführen. Bei häufiger Anwendung ist der Erfolg am größten. Es dürfen hierbei kein Schwindel und keine Übelkeit auftreten. Der Patient wird angehalten, das gelöste Sekret abzuhusten.

Variation. Der Ausatemwiderstand kann durch Veränderung des Stellungswinkels an die Kraft der Atemmuskulatur, an die wahrgenommenen Vibrationen im Brustkorb und an die Beschaffenheit des Sekrets angepasst werden.

Kontraindikation. Bei einem nichtbehandelten Pneumothorax darf der VRP1 nicht angewendet werden.

3.5.3 Acapella Choice – Vibratory-PEP-Therapie

Der Acapella Choice (Fa. Smith Medical) ist ein Gerät für die Sekretolyse. Er ist ein oszillierendes PEP-System und hat ein mundgerechtes Mundstück, ist handlich und hat 5 Widerstandsstufen, welche auf jeden Patienten individuell angepasst werden können.

Der Acapella Choice kann ohne Probleme in der Handhabung und ohne Wirkungsverlust in verschiedenen Ausgangspositionen angewendet werden und ist somit hervorragend in die Drainagelagerung des Patienten mit einzubinden. Es kann nicht nur zur Sekretolyse verwendet werden, sondern ist auch parallel zu einer Inhalation einsetzbar. Der Acapella Choice ist autoklavierbar. Das Mundstück sollte nach jedem Gebrauch mit einem feuchten Tuch sauber gehalten werden. Der Patient kann diesen im häuslichen Gebrauch laut Hersteller in der Geschirrspülmaschine reinigen.

Der Acapella Choice besteht aus einem Einweg-Inhalationsventil und einem 22-mm-Anschlussstück und umfasst 4 Teile: Ein abnehmbares Mundstück, die Ausatmungswiderstand/-frequenz-Einstellungsskala, die abnehmbare Abdeckung und ein abnehmbarer Hebel.

Wenn der Patient in das Mundstück ausatmet, versetzt er mit seinem Atemstoß eine Wippe im Inneren des Gerätes in Schwingung, welche so die Oszillation erzeugt. Der regulierbare Widerstand erzeugt einen positiven Atemwegsdruck und öffnet bzw. stabilisiert die Atemwege und sorgt für einen effizienteren Abtransport von Bronchialsekret und verbessert somit die Lungenfunktion. An dem 22-mm-Anschlussstück kann bei Bedarf eine Verneblung hinzugefügt werden (◻ Abb. 3.30).

■ **Anwendung**
Vorbereitung: Die Widerstandsstufe soll bei der ersten Benutzung auf der niedrigsten Einstellung (1) stehen. Der Widerstand soll so eingestellt werden (über den Therapiezeitraum), dass der Patient mindestens doppelt so lange ausatmen kann wie er einatmet. Durch das Drehen im Uhrzeigersinn wird der Widerstand der Vibrationsmündung erhöht, so dass der Patient mit einer niedrigeren Frequenz ausatmen kann. Wenn nun der richtige Widerstand für den Patienten gefunden worden ist, kann der Patient angewiesen werden, stärker oder schwächer auszuatmen.

3

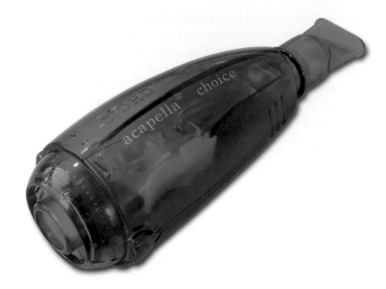

◘ **Abb. 3.30** Acapella Choice.
(Mit freundlicher Genehmigung
der Fa. Smiths Medical)

1. Der Patient wird in die gewünschte Ausgangsstellung gebracht. Zum Erlernen ist
ein aufrechter Sitz empfehlenswert.
2. Dann soll der Patient das Mundstück in den
Mund nehmen und mit den Lippen abdichten.
3. Der Patient soll über die Nase versuchen,
eine große Luftmenge ohne Anstrengung
einzuatmen (jedoch nicht bis an die Grenze
der Lungenkapazität).
4. Der Patient soll über das Gerät ganz ausatmen – ohne Kraftaufwand. Das Ausatmen
soll mindestens doppelt so lange wie das
Einatmen dauern.

Der Patient soll dies 10- bis 20-mal hintereinander ausführen. Es dürfen hierbei kein Schwindel
und keine Übelkeit auftreten.

Besonderheiten

M. Roth, T. Kiefer

4.1   Schmerzhafte Schulter

M. Roth

Es kann vorkommen, dass der Patient nach einer langdauernden thoraxchirurgischen Operation (Patient in Seitenlage, der Arm der OP-Seite ist nach vorne in einer Schlinge gelagert, ◻ Abb. 2.2b) über messerstichartige Schmerzen zwischen Skapula und Wirbelsäule klagt. Tritt dieses Symptom direkt am OP-Tag oder am 1. postoperativen Tag auf, kann dies auf die lange OP-Dauer bzw. auf die Lagerung des Armes (OP-Seite) zurückzuführen sein. Werden diese messerstichartigen Schmerzen nach einigen Tagen postoperativ von dem Patienten angegeben, kann man davon ausgehen, dass es sich um eine Inspirations- oder Exspirationsfehlstellung einer Rippe handelt. Selten treten diese Schmerzen nach ein paar Tagen durch eine Schonhaltung des Patienten auf.

❯ Schon am OP-Tag ist eine Sofortmaßnahme der Physiotherapie die Mobilisation der Skapula und des betroffenen Armes sowie eine gute Lagerung (keine Schonhaltung) des Patienten im Bett.

▪ Therapie
Am 1. postoperativen Tag kann der Patient von seinen Schmerzen mit der Mobilisation des skapulothorakalen Gelenkes befreit werden:
— Während der Kontaktatmung in Seitenlage (OP-Seite oben) sollte das periphere Gewebe mit Weichteiltechniken (Interkostalräume) vorbereitet werden.
— Während der passiven Bewegungsprüfung der betroffenen oberen Extremität (in Seitenlage) bemerken der Patient und der Physiotherapeut einen schmerzhaften Stopp meist schon unter 90° Abduktion.
— Der Patient liegt in Seitenlage, die operierte Seite oben, die obere Extremität wird auf der Schulter des Physiotherapeuten bequem gelagert, das ganze Gewicht des Armes dar-

auf abgegeben. Zu Beginn der Mobilisation des skapulothorakalen Gelenkes bietet es sich an, die Skapula passiv auf dem Thorax zu bewegen.
— Der Patient kann versuchen diese Bewegung zu unterstützen (◻ Abb. 4.1).

❯ Diese Technik kann einige Zeit in Anspruch nehmen, aber die Schmerzfreiheit des Patienten hat hier oberste Priorität. Werden die Schmerzen nicht zeitnah eliminiert, zieht dieses Problem weitere Probleme im Laufe weniger Tage nach sich. Ziel ist es, am Ende der Mobilisation den medialen Skapularand vom Thorax abheben zu können (◻ Abb. 4.1c).

Nach der Mobilisation des skapulothorakalen Gelenkes kann der Patient schmerzfrei und ohne Dehnschmerz das komplette Bewegungsausmaß nutzen.

4.2   Lange Thoraxdrainageliegezeit

M. Roth

Liegt die Thoraxdrainage mehrere Tage, bemerkt der Patient mit jedem Tag mehr, dass an der Einstichstelle ein »dumpfer« bzw. »brennender« Schmerz auftritt. In diesem Fall kann die Physiotherapie Weichteiltechniken um genau diese Stelle herum anwenden, um eine Mehrdurchblutung in das betroffene Gewebe zu bringen.

Von jungen und sehr schlanken Patienten wird oft ein »reibender« Schmerz unterhalb der Klavikulamitte beschrieben. In diesem Fall kann der Patient durch aktive Thoraxmobilisationen (▶ Abb. 3.16a-d) selbst für etwas Linderung sorgen. Die Physiotherapie kann versuchen, über Mobilisationen der 2. und 3. Rippe – um Bewegung in diesen Bereich zu bringen – zu helfen.

Wird die Thoraxdrainage um wenige Zentimeter zurückgezogen, bemerkt der Patient sofort eine Verbesserung der Problematik.

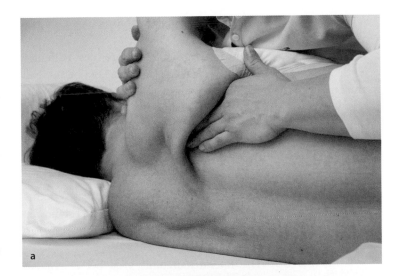

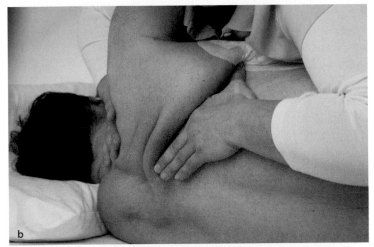

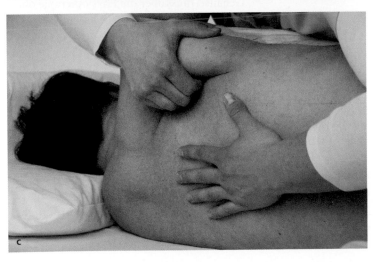

◘ **Abb. 4.1a–c** Mobilisation ska-
pulothorakales Gelenk rechts in
Seitenlage links

4.3   Beatmung nach OP

M. Roth

Eine Beatmung nach einer thoraxchirurgischen Operation stellt eine besondere Situation dar. Das präoperativ erlernte Physiotherapieprogramm kann hier nicht sofort postoperativ zur Anwendung kommen. Die Physiotherapie hat in dieser Situation nicht nur die Aufgabe den Patienten passiv zu mobilisieren, sondern kümmert sich genauso um die Atmung des Patienten.

» Da bei einem beatmeten Patienten durch die Sedierung oder gar durch die Relaxation die inspiratorische Atemmuskulatur ausgeschaltet ist, ist das Atemmuster komplett anders. Die Inspiration und die Füllung der Lungen mit Luft geschehen nicht mehr durch eine Thoraxerweiterung und den damit entstehenden intrapulmonalen Unterdruck, sondern die maschinelle Beatmung sorgt nun für diesen Vorgang. Die Luft geht den Weg des geringsten Widerstandes und wird nicht mehr in die unteren Bereiche gesogen, da die Atmung komplett von der Maschine übernommen wird. Somit besteht eine hohe Pneumoniegefahr. Ebenso kann der Patient auch nicht mehr selbst abhusten und dies kann die Maschine nicht übernehmen. Auch wenn der Patient nur assistiv beatmet wird, ist es sinnvoll die Entwöhnungsphase zu unterstützen (Kropf 2006). «

▪ Sichtbefund

Wie ist der Patient gelagert? Wichtig ist es, darauf zu achten, dass die operierte Thoraxseite nicht in einer Art Schonhaltung gelagert wird. Bei Patienten mit Pleuraempyem sollte man darauf achten, dass in regelmäßigem Abstand in Dehnlagerung gelagert wird.

Wie ist der Kopf des Patienten gelagert? Hier darf keine Reklination zu sehen sein, denn das Zwerchfell wird von dem N. phrenicus (v. a. C_3–C_4) innerviert und somit könnte nicht die optimale Funktion gewährleistet sein. Ebenso

wäre dies eine Stresssituation für das Os hyoideum.

Bewegt sich der Brustkorb des Patienten während der Atmung synchron? Ein besonderes Augenmerk ist hier im Seitenvergleich auf die 1. und 2. Rippenpaare zu legen. Bemerkt man etwas Auffälliges, fährt man mit dem Palpationsbefund fort.

▪ Palpationsbefund

Das Zwerchfell muss palpiert werden. Wie bewegt es sich? Weist es einen Hochstand im Seitenvergleich vor? Wie ist der Tonus im Seitenvergleich?

Die Interkostalräume, v. a. bei einem Patienten mit Pleuraempyem, sind ebenfalls zu palpieren.

Die Bewegung während der Atmung des Thorax im Seitenvergleich muss auch untersucht werden. Ist die Atembewegung synchron? Kann diese beeinflusst werden?

Bei diesen Handgriffen spürt man evtl. vorhandenes Sekret und muss in Absprache mit der zuständigen Pflegekraft für dementsprechende Lagerung sorgen.

▪ Physiotherapie
- Tägliches passives Durchbewegen ist obligatorisch.
- Genauso muss aber die Physiotherapie oben genannten Befund mindestens einmal am Tag erheben und dementsprechend behandeln.

4.4   Hautemphysem

T. Kiefer

Das Hautemphysem (auch Weichteil- oder subkutanes Emphysem genannt) ist eine Komplikation, die zumeist nach thoraxchirurgischen Eingriffen und gelegentlich posttraumatisch auftritt. Ursache ist ein Luftaustritt aus der – zumeist emphysematös vorgeschädigten – Lunge, der nicht oder nicht adäquat drainiert ist.

Erster Hinweis auf das Vorliegen eines solchen Emphysems ist eine näselnde Sprache. Durch die Ansammlung von Luft im Mediastinum und Hals verändert sich der Resonanzkörper, der wesentlich für den Klang unserer Stimme verantwortlich ist. Folge ist die näselnde Sprache. Als nächstes kann man das sog. Schneeballknistern spüren. Palpiert man das Gewebe an den entsprechenden Stellen des Thorax entsteht ein Knistern, das an das Geräusch beim Gehen über trockenen Schnee bei großer Kälte erinnert.

Im Extremfall breitet sich das Emphysem nach kranial bis zur Stirn (Abb. 4.2) und nach kaudal bis auf die Oberschenkel aus. Im ersten Fall kann dies dazu führen, dass der Patient nichts mehr sieht im zweiten Fall kommt es z. B. zu einem Skrotalemphysem.

Die Behandlung des Weichteilemphysems erfordert in erster Linie Geduld und viel Erfahrung im Umgang mit derartigen Situationen. Blinder Aktionismus in Form zahlreicher Thoraxdrainagen ist nicht angebracht. Oft helfen einfaches Zuwarten oder die überlegte und gezielte Anlage einer weiteren Thoraxdrainage sowie die entsprechende Dauersogtherapie.

Von großer Wichtigkeit in diesem Zusammenhang ist die Betreuung und Aufklärung sowohl des Patienten wie seiner Angehörigen, da das Emphysem mitunter zu einem grotesken und entstellenden Aussehen führen kann und dieser Zustand evtl. über einen Zeitraum von Tagen anhalten kann.

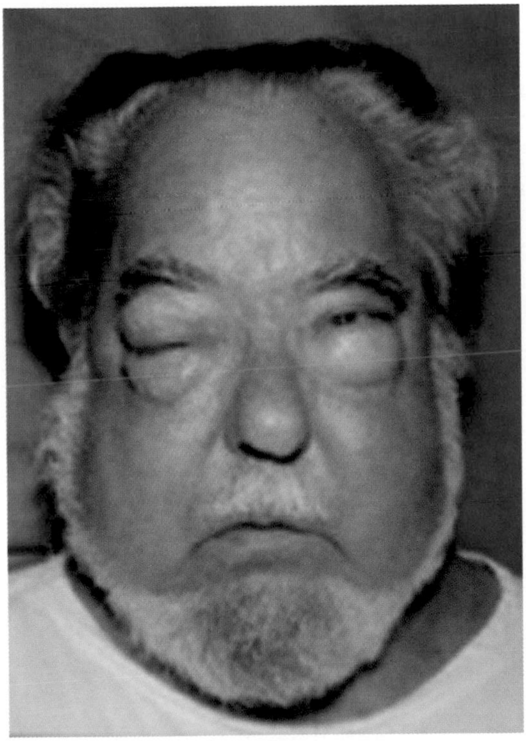

Abb. 4.2 Ausgedehntes postoperatives Weichteilemphysem. (Foto: T. Kiefer)

4.5 »Lungenwasser« – oder warum der thoraxchirurgische Patient täglich gewogen wird

T. Kiefer

Die Lunge mit ihren zahllosen Alveolen und deren hauchdünnen Wänden ist ein sehr fragiles Organ. Schäden können bereits durch kleinste Alterationen hervorgerufen werden.

Ursachen, die zu diesen Schäden führen können sind

- Pleuraerguss
- Pneumothorax
- Atelektase
- Einlungenbeatmung
- Manipulation am Gewebe z. B. während einer Operation

All diese Einflüsse auf das Lungengewebe können letztendlich zu einem Kapillarschaden führen, der bewirkt, dass Flüssigkeit aus dem Gefäßsystem in das Interstitium strömt. Im Extremfall kann dies zu einem klinisch wie radiologisch relevanten Lungenödem führen.

Nahezu alle an der Lunge bzw. mittels Einlungenbeatmung operierten Patienten nehmen nach einem thoraxchirurgischen Eingriff an Körpergewicht zu. Zumeist bewegt sich diese Gewichtszunahme im Rahmen von 2–3 kg. Diese Gewichtszunahme geht einher mit einer Abnahme der Sauerstoffsättigung. Aus diesem Grund ist es absolut empfehlenswert, bei diesen Patienten täglich das Körpergewicht und die Sauerstoffsättigung zu bestimmen. Bei entsprechenden Veränderungen sollte mit der Gabe von Diuretika reagiert werden – man wird rasch die – positiven – Veränderungen feststellen: Das Körpergewicht sinkt, die Sauerstoffsättigung steigt.

Literatur

[1]   Büsser M (2011) Steuerungsorgan Zwerchfell. DO-
      Deutsche Zeitschrift für Osteopathie, vol 9, 4: 15
[2]   Fischer T (2011) Atmung und obere Thoraxöffnung.
      DO-Zeitschrift für Osteopathie, vol 9, 4: 21, 23
[3]   Freyschmidt J, Galanski M (2003) Handbuch diag-
      nostische Radiologie. Thorax. Springer, Berlin Heidel-
      berg New York
[4]   Gestel AJR van, Teschler H (2010) Physiotherapie bei
      chronischen Atemwegs- und Lungenerkrankungen.
      Springer, Berlin Heidelberg New York
[5]   Gosselink R (2000) Atemsystem. In: Berg F van den
      (Hrsg) Angewandte Physiologie, Bd. 2. Thieme, Stutt-
      gart
[6]   Hamer O, Zorger N, Feuerbach S, Müller-Wille R
      (2012) Grundkurs Thoraxröntgen. Springer, Berlin
      Heidelberg New York
[7]   Heberer G, Schildberg FW, Sunder-Plassmann L,
      Vogt-Moykopf I (Hrsg) (1991) Praxis der Chirurgie
      – Lunge und Mediastinum, 2. Aufl. Springer, Berlin
      Heidelberg New York
[8]   Hofer M (2008) Chest-X-Ray-Trainer: Röntgen-Tho-
      rax-Diagnostik. Didamed, Düsseldorf
[9]   Kiefer T (2008) Eingriffe am Thorax. In: Laubenthal
      BS (Hrsg) S3-Leitlinie. Behandlung akuter und perio-
      perativer und posttraumatischer Schmerzen. Deut-
      scher Ärzteverlag, Köln
[10] Kropf T (2006) Physiotherapie auf der Inten-
      sivstation. Zürich, Schweiz: www.rheuma-
      schweiz.ch/downloads/rheumanachrichten/40/
      Rheumanachrichten_40_15.pdf. Gesehen 5 Aug
      2012
[11] Lindel K (2010) Muskeldehnung, 2. Aufl. Springer,
      Berlin Heidelberg New York
[12] Oestmann JW (2005) Radiologie: Vom Fall zur Diag-
      nose. Thieme, Stuttgart
[13] Rutte R, Sturm S (2010) Atemtherapie, 2. Aufl. Sprin-
      ger, Berlin Heidelberg New York
[14] Voegelie E (2009) Praktische Thoraxradiologie. Hu-
      ber, Bern

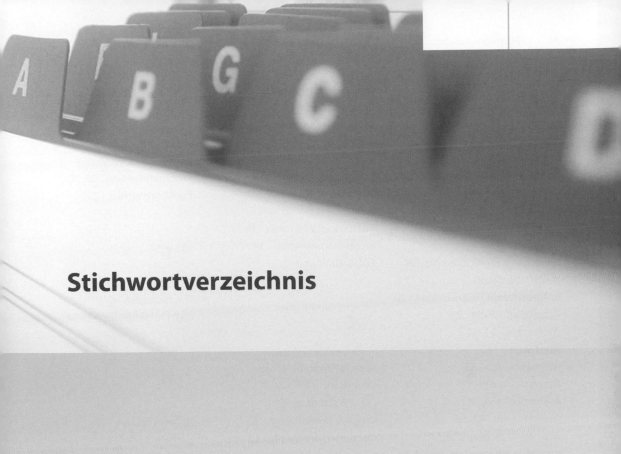

Stichwortverzeichnis

Printing: Ten Brink, Meppel, The Netherlands
Binding: Stürtz, Würzburg, Germany